1

Textbook Series : Fundamentals of Radiological Technology
Medical Engineering

診療放射線基礎テキストシリーズ
医用工学

富永　孝宏
坂本　重己
岩元　新一郎
大松　将彦
青山　良介
林　茂樹
　著

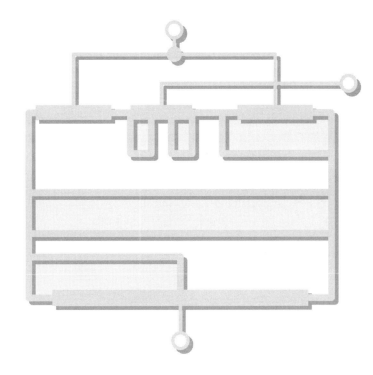

共立出版

「診療放射線基礎テキストシリーズ」刊行に当たって

　2014年12月に診療放射線技師学校養成所指定規則の一部が改正され，2018年4月から施行され，この改正による国家試験の出題基準は2020年の国家試験から適用されることになりました．現在は2012年版の出題基準を基本として2020年版の出題基準も参考として活用することにより国家試験が実施されています．

　このような状況の中，新出題基準に基づいた教科書シリーズを企画いたしました．本シリーズは放射線物理学，放射化学，放射線生物学，放射線計測学，放射線安全管理学，医用工学の6冊で，診療放射線技師養成のための基礎科目群で構成されています．現在，診療放射線技師の活躍する放射線の医療現場においては，絶え間ない進歩がみられます．このような放射線技術革新に耐えうるような基礎科目の修得は不可欠です．この企画においては，それぞれの専門分野で活躍されている研究者，教育者の方々に執筆をお願いし，各冊とも複数の著者で構成されています．

　読者対象は，これから診療放射線技師を目指している学生の教科書や参考書として使用されることを期待していますが，放射線医療に携わる看護師，医師などの副読本として活用されることを希望しています．

　　　　　　　　　　　　　　　　　　編集委員　　鬼塚昌彦
　　　　　　　　　　　　　　　　　　　　　　　　齋藤秀敏
　　　　　　　　　　　　　　　　　　　　　　　　岩元新一郎

はじめに

　本書は保健医療系の学部の中でも特に診療放射線技術を学ぶ大学生のために書かれたものです．「医用工学」とは医療技術を学ぶ上で必要となる電磁気学，半導体物性論，電気・電子回路工学，電気機械工学，自動制御工学，電気計測工学，センサ工学，電気安全工学など医療機器に利用されている電気電子技術に関する幅広い範囲を包含する学問をいいます．しかし，その学ぶべき内容は専門医療職種に応じて大きく異なってきます．筆者は長きにわたり診療放射線学科の医用工学の授業を担当してきました．しかし，教科書を選ぶとき，国家試験マニュアル本は散見するものの，診療放射線技術を学ぶ学生の授業に適した医用工学の教科書が見つからないことが常々の悩みでした．本来このような幅広い内容を概説する講義に対しては，医療職種に特化した上で，専門技術に確実に繋げることのできるしっかりした教科書を主軸にして授業を進めるべきです．そのような背景の下，ようやく診療放射線技師教育用の一冊の教科書として本書を取りまとめることができました．

　本書は，本テキストシリーズの条文でも紹介しているように，2020年の国家試験から適用される診療放射線技師国家試験出題基準に準拠して編集された専門基礎科目シリーズの一冊です．そのため，内容も診療放射線技術を学ぶために必要な医用工学の基礎知識に絞られています．ただし，章立ては学生にとって効率的な学習を進めるために，出題基準の大項目，中項目の内容を再構成しています．

　本書は7章より成り，はじめの第1章から第3章では電磁気現象の基礎理論，直流・交流回路や過渡現象の計算方法について記述しています．これらの現象を正確に記述するためには，微分・積分やベクトルの知識が不可欠となりますが，医療系学部の学生が理解を深めやすいように，極力複雑な数式表現や深い議論に入ることは避けて平易に記述しています．また，診療画像機器や放射線治療機器の原理を理解するためには電界や磁界の中での荷電粒子の運動に

関する理解がきわめて重要となります．さらには，MRI（核磁気共鳴イメージング）装置の原理を理解する上では電磁気現象の基礎知識が不可欠です．本章ではこれらの内容については特に丁寧に解説をしています．

第4章と第5章では電子工学の基礎理論である半導体の基本的性質と電子回路への応用について記述しています．診療画像機器の信号伝達過程や放射線測定機器の電子回路への応用を理解するためには欠かせない知識です．さらに，デジタル画像の取扱いでは画像工学とも関連するA-D変換・D-A変換の知識が不可欠であるため，これらの内容については図表を多く用いてできるだけ平易に解説をしています．また，X線管の動作特性を理解するために必要な二極真空管の特性についても，重要事項に絞って記述しました．

診療放射線技術の分野では，X線管や荷電粒子加速器などの原理となる高電圧変圧器の知識が不可欠となります．そのため，第6章では変圧器の原理と特性にかなりのページを割いて記述しています．

第7章では医療機器を安全に取り扱うために必要な電磁気現象と生体への影響を概説しています．改訂版の診療放射線技師国家試験出題基準では，専門分野に新しく「医療安全管理学」の分野が追加されました．本章では診療放射線技師が医用電気機器の電気的安全を確保するために欠くことのできない知識に内容を絞って解説しています．

本書の特徴として，章末には過去の診療放射線技師国家試験の「医用工学」の分野で出題された国家試験問題を掲載し，学習の助けになるように配慮しています．

本書の計画に当たっては，診療放射線技師学校・養成所で教鞭をとる先生方に分担執筆をお願いさせていただきました．著者の方々に深い感謝の意を表すとともに，本書出版の機会を与えて頂いた共立出版（株）の寿様，瀬水様に深く感謝いたします．また，これから診療放射線技師を志す学生の方々に本書を活用して頂けることを願っています．

2019年2月

岩元新一郎

執筆担当

第1章 電磁気の基礎　　富永孝宏
第2章 直流回路　　　　坂本重己
第3章 交流回路　　　　岩元新一郎
第4章 半導体　　　　　大松将彦
第5章 電子回路
　　　　5.1〜5.4　　　大松将彦
　　　　5.5　　　　　青山良介
　　　　5.6　　　　　岩元新一郎
第6章 変圧器　　　　　青山良介
第7章 生体への影響　　林　茂樹

目　次

第1章　電磁気の基礎

1.1　電界と電位 ………………………………………………………… 1
　　1.1.1　電荷と電気量保存の法則 ………………………………… 1
　　1.1.2　クーロンの法則 …………………………………………… 3
　　1.1.3　電界と電気力線 …………………………………………… 4
　　1.1.4　誘電率 ……………………………………………………… 7
　　1.1.5　電位の定義 ………………………………………………… 9
　　1.1.6　点電荷による電位 ………………………………………… 11
　　1.1.7　電流と電荷 ………………………………………………… 11
　　1.1.8　電界中での荷電粒子の運動 ……………………………… 13
1.2　静電容量とコンデンサの性質 …………………………………… 14
　　1.2.1　静電容量 …………………………………………………… 14
　　1.2.2　コンデンサの性質 ………………………………………… 16
　　1.2.3　コンデンサの直列接続 …………………………………… 17
　　1.2.4　コンデンサの並列接続 …………………………………… 18
　　1.2.5　コンデンサの耐電圧 ……………………………………… 19
　　1.2.6　コンデンサの静電エネルギー …………………………… 20
1.3　磁界の性質 ………………………………………………………… 21
　　1.3.1　磁荷と磁気モーメント …………………………………… 21
　　1.3.2　磁界とクーロンの法則 …………………………………… 22
　　1.3.3　磁性体と透磁率 …………………………………………… 24
　　1.3.4　磁界中での荷電粒子の運動 ……………………………… 25
1.4　電流と磁界との相互作用 ………………………………………… 26
　　1.4.1　ビオ・サバールの法則 …………………………………… 26
　　1.4.2　直流電流がつくる磁界 …………………………………… 27
　　1.4.3　円電流が中心軸上につくる磁界 ………………………… 28
　　1.4.4　ソレノイドが中心軸上につくる磁界 …………………… 29
　　1.4.5　アンペールの法則 ………………………………………… 30

1.4.6　電磁力 …………………………………………………………… 31
1.5　電磁誘導 ……………………………………………………………………… 31
　　　1.5.1　ファラデーの電磁誘導の法則 ……………………………………… 31
　　　1.5.2　自己インダクタンスとコイルの性質 ……………………………… 33
　　　1.5.3　相互インダクタンス ………………………………………………… 35
　　演習問題 ………………………………………………………………………… 35

第2章　直流回路

2.1　導体の抵抗 …………………………………………………………………… 39
　　　2.1.1　抵抗率 ………………………………………………………………… 39
　　　2.1.2　抵抗率と導電率 ……………………………………………………… 40
　　　2.1.3　抵抗の温度係数 ……………………………………………………… 40
2.2　直流回路とその計算 ………………………………………………………… 42
　　　2.2.1　電位の基準と電圧降下 ……………………………………………… 42
　　　2.2.2　オームの法則 ………………………………………………………… 43
　　　2.2.3　抵抗の直列接続 ……………………………………………………… 44
　　　2.2.4　抵抗の並列接続 ……………………………………………………… 44
　　　2.2.5　電流の分流 …………………………………………………………… 45
2.3　複雑な直流回路の計算 ……………………………………………………… 46
　　　2.3.1　抵抗の直並列接続 …………………………………………………… 46
　　　2.3.2　複雑な抵抗接続が上下対象な回路 ………………………………… 47
　　　2.3.3　ホイートストンブリッジ …………………………………………… 48
　　　2.3.4　キルヒホッフの法則 ………………………………………………… 49
2.4　電池の接続 …………………………………………………………………… 50
　　　2.4.1　電池の内部抵抗 ……………………………………………………… 50
　　　2.4.2　電池の直列接続 ……………………………………………………… 51
　　　2.4.3　電池の並列接続 ……………………………………………………… 51
2.5　電力と熱量 …………………………………………………………………… 53
　　　2.5.1　電　力 ………………………………………………………………… 53
　　　2.5.2　電力量 ………………………………………………………………… 53
　　　2.5.3　発生熱量 ……………………………………………………………… 54
　　演習問題 ………………………………………………………………………… 55

第3章　交流回路

- 3.1 交流現象 ··· *57*
  - 3.1.1 交流波形 ··· *57*
  - 3.1.2 正弦波交流 ··· *58*
  - 3.1.3 交流電力と力率 ··· *59*
- 3.2 受動素子の働き ··· *61*
  - 3.2.1 線形素子と受動素子 ··· *61*
  - 3.2.2 抵　抗 ··· *61*
  - 3.2.3 コンデンサ ··· *62*
  - 3.2.4 コイル ··· *64*
- 3.3 回路と計算 ··· *65*
  - 3.3.1 RLC 直列回路 ··· *65*
  - 3.3.2 正弦波交流回路の記号法 ··· *67*
- 3.4 共振現象 ··· *71*
  - 3.4.1 直列共振 ··· *71*
  - 3.4.2 並列共振 ··· *74*
- 3.5 過渡現象 ··· *75*
  - 3.5.1 RC 回路の充電 ·· *75*
  - 3.5.2 RC 直列回路の放電 ·· *77*
  - 3.5.3 RC 直列回路の微分・積分動作 ·· *79*
  - 3.5.4 RL 回路の過渡現象 ·· *81*
- 演習問題 ··· *83*

第4章　半導体

- 4.1 基本的性質 ··· *87*
  - 4.1.1 固体のエネルギー帯構造（エネルギーバンドモデル） ····················· *87*
  - 4.1.2 半導体中の自由キャリアの密度 ··· *89*
  - 4.1.3 真性半導体と不純物半導体 ··· *90*
  - 4.1.4 半導体の電気伝導 ··· *93*
- 4.2 整流素子 ··· *94*
  - 4.2.1 半導体ダイオード ··· *94*
  - 4.2.2 ショットキーダイオード ··· *98*

  4.2.3 ツェナーダイオード（定電圧ダイオード） *98*
  4.2.4 可変容量ダイオード *100*
  4.2.5 エサキダイオード（トンネルダイオード） *101*
  4.2.6 バリスタ *102*
  4.2.7 応用回路 *103*
4.3 増幅素子 *107*
  4.3.1 バイポーラトランジスタの基本動作 *108*
  4.3.2 バイポーラトランジスタの電流増幅率 *110*
  4.3.3 電界効果トランジスタ（FET） *112*
  4.3.4 絶縁ゲートバイポーラトランジスタ（IGBT） *116*
4.4 半導体スイッチング素子 *117*
  4.4.1 サイリスタ *117*
  4.4.2 トライアック *119*
4.5 半導体センサ（検出器） *120*
  4.5.1 光素子 *120*
  4.5.2 その他の半導体センサ *123*
4.6 半導体素子の応用 *125*
  演習問題 *126*

第5章　電子回路

5.1 増幅回路の諸特性 *129*
  5.1.1 増幅度 *129*
  5.1.2 周波数特性と位相特性 *132*
  5.1.3 雑音特性 *133*
  5.1.4 ダイナミックレンジ *134*
5.2 フィルタ回路と周波数特性 *134*
  5.2.1 CRフィルタ回路と周波数特性 *134*
5.3 演算増幅器（オペレーショナルアンプ） *139*
  5.3.1 負帰還増幅回路 *139*
  5.3.2 オペレーショナルアンプの特徴 *140*
  5.3.3 各種演算増幅回路 *142*
5.4 AD変換・DA変換 *150*
  5.4.1 アナログ信号とデジタル信号 *150*

		5.4.2 標本化定理と量子化誤差 …………………………………… *151*
		5.4.3 AD 変換器 ……………………………………………………… *152*
		5.4.4 DA 変換器 ……………………………………………………… *155*
5.5	整流回路 …………………………………………………………………… *158*
		5.5.1 半波整流回路 …………………………………………………… *158*
		5.5.2 センタタップ式全波整流回路 ………………………………… *158*
		5.5.3 ブリッジ式全波整流回路 ……………………………………… *160*
5.6	二極真空管 ………………………………………………………………… *162*
		5.6.1 熱電子放出 ……………………………………………………… *162*
		5.6.2 二極真空管の静特性 …………………………………………… *162*
	演習問題 …………………………………………………………………………… *164*

第6章　変圧器

6.1	変圧器の原理 ……………………………………………………………… *169*
		6.1.1 変圧器の構成 …………………………………………………… *169*
		6.1.2 理想変圧器 ……………………………………………………… *170*
		6.1.3 無負荷状態 ……………………………………………………… *170*
		6.1.4 負荷状態 ………………………………………………………… *172*
6.2	実際の変圧器 ……………………………………………………………… *173*
		6.2.1 ヒステリシス現象と漏れ磁束 ………………………………… *173*
		6.2.2 巻線抵抗 ………………………………………………………… *174*
6.3	変圧器の特性 ……………………………………………………………… *175*
		6.3.1 定　格 …………………………………………………………… *175*
		6.3.2 電圧変動率 ……………………………………………………… *175*
		6.3.3 変圧器の損失 …………………………………………………… *176*
		6.3.4 効　率 …………………………………………………………… *177*
	演習問題 …………………………………………………………………………… *178*

第7章　生体への影響

7.1	電磁気現象と生体 ………………………………………………………… *179*
		7.1.1 電磁波による影響 ……………………………………………… *179*
		7.1.2 磁界による影響 ………………………………………………… *179*
		7.1.3 神経刺激 ………………………………………………………… *179*

　　　　　7.1.4　熱的作用 …………………………………………………… *180*
　　　　　7.1.5　非熱的作用 ………………………………………………… *181*
　　　　　7.1.6　身のまわりの電磁界 ……………………………………… *181*
　7.2　医用機器の安全対策 ………………………………………………… *181*
　　　　　7.2.1　医用電気機器の安全性 …………………………………… *181*
　　　　　7.2.2　接地の概念 ………………………………………………… *182*
　演習問題 ……………………………………………………………………… *183*

　演習問題解答 ……………………………………………………………… *185*
　索　引 ……………………………………………………………………… *187*

1 電磁気の基礎

1.1 電界と電位

1.1.1 電荷と電気量保存の法則

電磁気現象は粒子のもつ**電荷**（electric charge）という基本性質に基づく電磁相互作用である．ここでは電荷とそれに働く力について説明する．

紀元前 600 年頃，琥珀を摩擦すると軽いものを引き付けるようになることがギリシャのターレス（Thales）により指摘された．これは摩擦によってわれわれの目には見えない，ある"もの"が生じたためと考えられる．このある"もの"が電気（electricity）であり，その素となるものが電荷である．電荷の量を**電気量**（quantity of electricity），電荷を帯びている物体を**帯電体**（electrified body）という．電気量の単位には**クーロン [C]** を用いる．帯電体の電荷のように物体にとどまって移動しない電気を**静電気**（static electricity）という．

すべての物質は原子の集合体で構成されている．個々の原子は正電荷をもつ原子核を中心として負電荷をもった**電子**（electron）が原子核の周囲に雲のように取り巻く構造をもつ．原子のイメージを図 1.1 に示す．電子の有する電気量の絶対値は自然界に存在する電気量の最小単位であり**電気素量**（elementary electric charge）と呼ばれ，記号 e で表す．

$$e = 1.60217\cdots \times 10^{-19}\,\mathrm{C} \tag{1.1}$$

つまり，電子の電気量は $-e$ である．

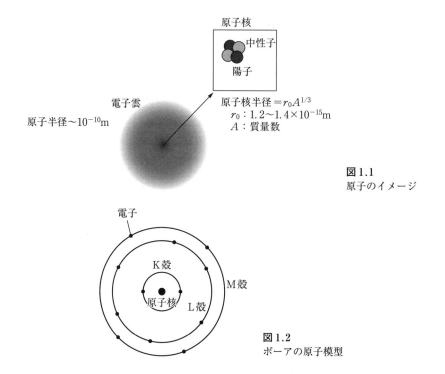

図 1.1 原子のイメージ

図 1.2 ボーアの原子模型

　原子番号 Z の原子では，中心の原子核は $+Ze$ の電気量をもち，この原子核の周りを Z 個の軌道電子が特定のエネルギー準位の軌道を周回していると考えることができる（ボーアの原子模型，図 1.2）．したがって原子は全体として電気的に中性なので，原子により構成される物質も全体としては電気的に中性であるが，異なる 2 つの物体を摩擦すると電子の一部が物体間を移動することにより，電子が不足した物体が正に，電子が過剰となった物体が負に帯電する．2 つの物体が接触や摩擦によって帯電するときに，物体はその性質によって正に帯電するのか，負に帯電するのかが決まる．2 つの物体を摩擦したときの物体の帯電傾向を示した帯電列を図 1.3 に示す．

　物体の帯電は，物体どうしが電子のやり取りをするだけであるので，新たな電気量が生み出されたり失われたりすることはない．したがって電子の移動する前後で符号も含めた電気量の総和は変化しない．これを**電気量保存の法則**（principle of conservation of charge）という．

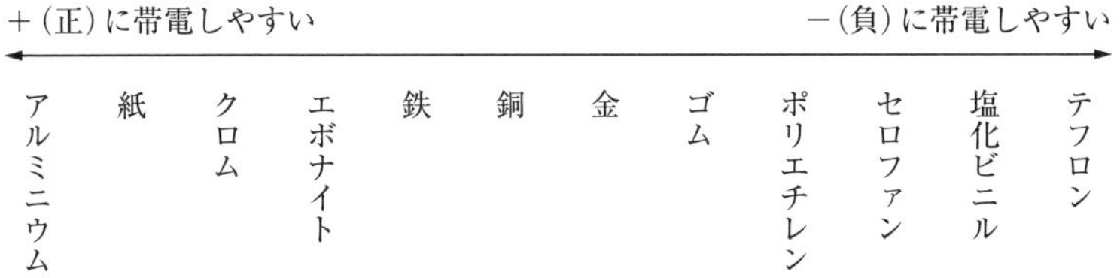

```
+(正)に帯電しやすい                              −(負)に帯電しやすい
アルミニウム  紙  クロム  エボナイト  鉄  銅  金  ゴム  ポリエチレン  セロファン  塩化ビニル  テフロン
```

図 1.3 帯電列

1.1.2 クーロンの法則

2つの帯電体間には必ず静電気力が働く．図1.4のように距離 r を隔てて，大きさをもたず1点のみに電荷があると近似した帯電体（**点電荷**，point charge）2個を静止させておく．それぞれの点電荷の電気量を q_1, q_2 とすると，それらの電荷が同符合のとき（$q_1 \cdot q_2 > 0$）には斥力，異符号のとき（$q_1 \cdot q_2 < 0$）には引力が働く．

この力は2つの点電荷の電気量の積に比例し，点電荷間の距離の二乗に反比例する．したがって，この2個の点電荷の間に働く力の大きさ F は k を正の定数とすると

$$F = k \frac{q_1 q_2}{r^2} \tag{1.2}$$

と表すことができる．

この力 F を**クーロン力**（Coulomb force）といい，式（1.2）の関係を**クーロンの法則**（Coulomb low）と呼ぶ．

比例定数 k は，帯電体がどのような物質中にあるかにより異なる．真空中における比例定数 k_0 の値は

$$k_0 = 8.9877 \cdots \times 10^9 \ [\mathrm{N \cdot m^2 \cdot C^{-2}}] \tag{1.3}$$

となる．

クーロン力はベクトル量なので，点電荷の周囲に複数個の点電荷がある場合には，個々の電荷が及ぼす力の向きを考慮したベクトルの合成により点電荷に働く合力を求めることができる．

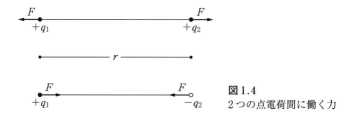

図1.4 2つの点電荷間に働く力

1.1.3 電界と電気力線

2つの帯電体にクーロン力がどのように伝わるのかを考えるとき，帯電体間の力を媒介するものは何もなく，直接帯電体間に力が働く**遠隔作用**（action at a distance）によるものであるという解釈がある．この解釈に対して，空間に帯電体を置くことによりその周りの空間にある種のゆがみ（**場**, field）が生じ，そのゆがみを媒介として電気的作用（クーロン力）が伝わる（場の力）という考え方が**近接作用**（action through medium）の立場である．近接作用の解釈では，この帯電体の周りに生じた静電気力を伝える空間を**電界**（電場，electric field）という．電界は次のように定義される．空間のある1点に1つの正の点電荷（試験電荷）を置いたときに，点電荷はある方向にクーロン力を受ける．このとき試験電荷の電気量をq_0 [C]として，試験電荷が受ける静電気力$\vec{F}$ [N]が

$$\vec{F} = q_0 \vec{E} \quad [\text{N}] \tag{1.4}$$

という関係で表されるとき，$\vec{E}$を，この点における電界ベクトル（電界）と定義する．すなわち電界ベクトルは位置の関数であり，正の試験電荷が受ける力と同じ方向のベクトルとして

$$\vec{E} \equiv \frac{\vec{F}}{q_0} \quad [\text{N/C}] \tag{1.5}$$

と定義される．q_0を+1Cとすると式 (1.5) は

$$\vec{E} = \vec{F} \quad [\text{N/C}] \tag{1.6}$$

となるので電界は，電荷が置かれた位置において電気量+1C当たりに働く力に相当する．最も簡単な例として電気量q [C]をもつ点電荷Aの周りに生じる

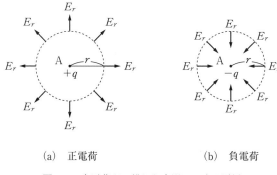

(a) 正電荷　　　　　(b) 負電荷

図 1.5　点電荷が r 離れた空間につくる電界

電界を求める．真空中のある位置に A を置くと，A の周りに電界ができる．このとき，A から r [m] 離れた点に置いた電気量 q_0 [C] の試験電荷 B が受けるクーロン力の大きさは，式 (1.2) で与えられるから，点電荷 A から r [m] 離れた空間に生じる電界の大きさ E_r は式 (1.5) の電界の定義式より

$$E_r = k_0 \frac{q_0 q}{r^2} \frac{1}{q_0} = k_0 \frac{q}{r^2} \quad [\text{N/C}] \tag{1.7}$$

となる（図 1.5）．

ある点の周りに複数個の点電荷がある場合には，それぞれの電荷によって生じる電界ベクトルを合成することによってその点の合成電界ベクトルを求めることができる．

$$\vec{E} = \vec{E_1} + \vec{E_2} + \vec{E_3} + \cdots \tag{1.8}$$

これを**電界の重ね合わせ**という（図 1.6）．

試験電荷を電界の中に置くと，試験電荷は静電気力を受けて電界中を移動する．この電荷が移動する道筋に線を引くと，この線はこの空間における電界の向きになる．この道筋を**電気力線**（line of electric force）と呼ぶ．空間のあらゆる場所で試験電荷が受ける力の大きさと向きを求めると，式 (1.5) によりその各空間座標における電界ベクトルを求めることができる．このとき電界中の各点の電界ベクトルは電気力線の接線となっている．電気力線の様子を図 1.7 に示す．電気力線は以下の性質を有する．

(1)　電気力線は正電荷から出て負電荷あるいは無限遠方で終わるか，また

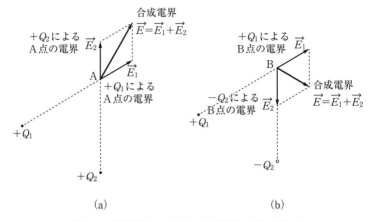

図1.6 点電荷 Q_1, Q_2 がつくる電界の重ね合わせ

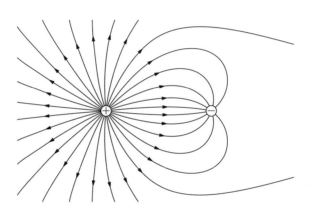

図1.7 正電荷と負電荷がつくる電界の電気力線表示

は無限遠方を始点として負の電荷で終わるかいずれかで，途中で発生したり，消滅したりはしない．
(2) 電界の強いところでは電気力線が密であり，電界が弱いところでは電気力線が疎である．
(3) 電気力線は枝分かれしたり，折れ曲がったり，電気力線同志が交差することはない．

電気力線の向きは電界の向きを表し，電気力線の本数を「電界の強さが E

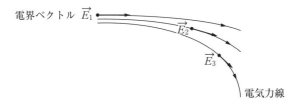

図1.8 電気力線と電界

[N/C] のところでは電気力線の密度（電界ベクトルに垂直な単位面積当たりの電気力線の本数）が電界の強さと等しくなる（E [本/m²]）になる」ように決めることにより，電界の様子を直感的，視覚的に電気力線で表すことができる．図1.8に示すように，電界ベクトルの向きは電気力線の接線方向，大きさは電気力線の密度に比例する．

1.1.4 誘電率

真空中で図1.9のような電気量 $+q$ [C] の点電荷を中心とする半径 r [m] の球面を考えると，球面上の電界の強さは式（1.7）より

$$E = k_0 \frac{q}{r^2} \quad [\text{N/C}] \tag{1.9}$$

である．点電荷から出る総電気力線数を N 本とする．電気力線は点電荷から放射状に一様に放出するので，半径 r の球面上（表面積 $4\pi r^2$ [m²]）の電気力線の密度 n [本/m²] は

$$n = \frac{N}{4\pi r^2} \quad [\text{本/m}^2] \tag{1.10}$$

となる．電気力線の密度は電界の強さと等しいので，上の2式から q [C] の電荷から出る電気力線の本数は

$$N = 4\pi k_0 q \tag{1.11}$$

で与えられる．ここで

$$\varepsilon_0 = \frac{1}{4\pi k_0} \tag{1.12}$$

とおくと，式（1.11）は

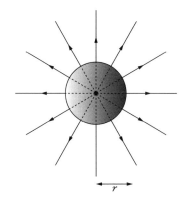

図1.9
点電荷から出る電気力線

$$N = \frac{q}{\varepsilon_0} \tag{1.13}$$

と表され，ε_0 [F/m]（単位の F は後述の静電容量の単位を表す）を**真空の誘電率**（permittivity of vacuum）という．

$$\varepsilon_0 = 8.8541\cdots \times 10^{-12} \quad [\text{F/m}] \tag{1.14}$$

この考え方は，媒質中で電荷を取り囲む任意の閉曲面に拡張することができる．すなわち媒質の**誘電率**（permittivity）を ε として，任意の閉曲面の内部に $+q$ [C] の電荷がある場合のこの平曲面を貫く電気力線の本数 N は

$$N = \frac{q}{\varepsilon} \tag{1.15}$$

になる．これを**ガウスの法則**（Gauss's law）という．式（1.15）において $N=1$ のとき $\varepsilon = q$ となるので，誘電率は媒質中で1本の電気力線を生じる電気量に相当することがわかる．

ε_0 に対する ε の比 ε_r

$$\varepsilon_r = \frac{\varepsilon}{\varepsilon_0} \tag{1.16}$$

を**比誘電率**（relative permittivity）といい，媒質中で電荷のつくる電界の相対的な強さ（比誘電率が大きいほど電界は小さい）を表す量に相当する．

誘電率 ε を用いると媒質中で電荷 q_1, q_2 間に働くクーロン力（1.2），および電荷 q がつくる電界，式（1.7）はそれぞれ

クーロン力：
$$F = \frac{1}{4\pi\varepsilon}\frac{q_1 q_2}{r^2} \quad (1.17)$$

電界：
$$E = \frac{1}{4\pi\varepsilon}\frac{q}{r^2} \quad (1.18)$$

で表される．

1.1.5 電位の定義

電界中に置かれた電荷 q が受ける静電気力 $\vec{F}$ は，電気量とその位置の電界の積 $q\vec{E}$ となる．電界中で電荷が点 A から点 B まで移動するときに静電気力に逆らってする仕事は

$$W_{AB} = -\int_A^B \vec{F}\cdot d\vec{r} = -q\int_A^B \vec{E}\cdot d\vec{r} = q[V(B) - V(A)] = qV_{AB} \quad (1.19)$$

$$V_{AB} = -\int_A^B \vec{E}\cdot d\vec{r} = V(B) - V(A) \quad (1.20)$$

で表される．ここで $V(A)$, $V(B)$ ($V(A) < V(B)$) を点 A，点 B における**電位**（electric potential）といい V_{AB} を AB 間の**電位差**（potential difference）あるいは**電圧**（voltage）という．電位の単位は**ボルト [V]** を用いる．W_{AB} は B 点の A 点に対する位置エネルギーを表し，**静電エネルギー**（electrostatic energy）という．静電エネルギーは，式 (1.19) が示すように電気量と電位差の積で表すことができる．

図 1.10 に示すように，一様な電界 E の中に置かれた正の点電荷 q を電気力線に沿って点 A から，静電気力に逆らって，距離 d 離れた点 B まで移動させたときにする仕事は式 (1.19) より

$$W_{AB} = -q\int_A^B \vec{E}\cdot d\vec{r} = qEd = qV_{AB} \quad (1.21)$$

になる．ここで，電界ベクトルの向きと移動方向は逆向きなので仕事 W_{AB} および電位差 V_{AB} は正である．上式から一様電界中の電位差 V_{AB} と電界 E の間に

$$V_{AB} = Ed \quad \text{あるいは} \quad E = \frac{V_{AB}}{d} \quad (1.22)$$

の関係が導かれる．電界の単位は [V] を使って表すと [V/m] と表される．

次に，一様な電界 $\vec{E}$ 中に置かれた正の点電荷 q を点 A から点 C へ，図 1.11 のように経路 A → C（経路 I）で点電荷を移動させたときにする仕事

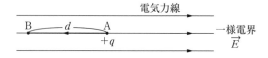

図1.10 一様電界中の電位と電位差

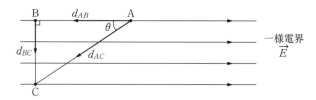

図1.11 一様電界中における電界の仕事

は，式 (1.21) より

$$W_{AC} = -q\int_A^C \vec{E} \cdot d\vec{r} = qEd_{AC}\cos\theta = qV_{AC} \tag{1.23}$$

となる．一方，経路IIの場合，静電気力は電気力線方向に働くので，電荷を電気力線方向に移動するときに静電気力に対して仕事をするが，電気力線に垂直に移動するときには仕事をしない．このときの仕事は

$$W_{ABC} = -q\int_A^B \vec{E} \cdot d\vec{r} - q\int_B^C \vec{E} \cdot d\vec{r} = qEd_{AB} + 0 = qEd_{AB} = qV_{AB} \tag{1.24}$$

となる．上式において，$d_{AC}\cos\theta = d_{AB}$ であるので

$$W_{AC} = W_{ABC} = qEd_{AB} = qV_{AC} \tag{1.25}$$

すなわち，経路I，経路IIのいずれの経路を通っても，点電荷を移動させる仕事量は等しくなる．一般に電界中における仕事は2点間の経路に関係なく2点間の電位差と電気量の積だけで求められる．

このように仕事が始点と終点の位置だけによって決まり，経路によらない力を**保存力**（conservative force）という．重力や静電気力のような場の力は保存力である．

1.1.6 点電荷による電位

正の点電荷からは電気力線が放射状に出ているので周りの空間に作る電界は球対称になる．電荷 q から距離 r 離れた位置での電界の強さは式 (1.7) で与えられた．このときの電界中の任意の 2 点 A, B の電荷からの距離を r_A, $r_B(r_A>r_B)$ とすると，AB 間の電位差 V_{AB} は式 (1.20) より

$$V_{AB}=V(B)-V(A)=-k\int_A^B \frac{q}{r^2}dr=\left[k\frac{q}{r}\right]_A^B=kq\left(\frac{1}{r_B}-\frac{1}{r_A}\right) \quad (1.26)$$

$$V(A)=kq\left(\frac{1}{r_A}\right), \quad V(B)=kq\left(\frac{1}{r_B}\right) \quad (1.27)$$

となる．$r_A\to\infty$ のとき $V(A)\to 0$ になるので，便宜上，基準点 A を無限遠方にとると，点電荷から r 離れた点の電位 $V(r)$ は

$$V(r)=k\frac{q}{r} \quad (1.28)$$

で表される．点電荷による電位の様子を図 1.12 に示す．

電位の等しい点をつないだときにできる面を**等電位面**（equipotential surface）という．等電位面は電気力線と垂直に交わる．

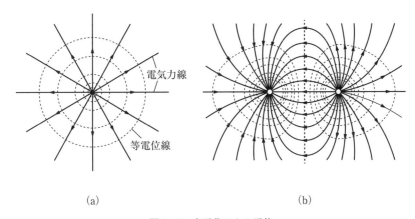

図 1.12 点電荷による電位

1.1.7 電流と電荷

単位時間当たりの電荷の移動量を**電流**（electric current）という．電流の大

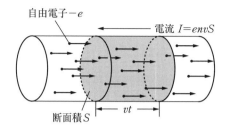

図 1.13
電荷による電流の定義

きさを「導線の任意の断面を単位時間（1秒）当たりに通過した電気量」と定義する．電荷の流れに垂直な面を時間 dt 秒の間に dQ [C] の電荷が通過したとき，電流 I は定義より

$$I = \frac{dQ}{dt} \tag{1.29}$$

となる．電流の単位は**アンペア** [A] で表し，1秒間に 1 [C] の電荷が断面を通過したときの電流が 1 [A] となる．

$$1\,[\text{A}] = 1\,[\text{C/s}] \tag{1.30}$$

導線中の 2 点間に電位差が生じると負の電荷をもった自由電子が導線中の電界の向きと反対方向に進む．したがって，電流の流れる向きは自由電子の移動する方向と逆向きで定義されることになる．

ここで，自由電子の流れを電流の概念と結び付けてみる．図 1.13 に示すように，断面積 S [m²] の導線中に 1 m³ 当たり n 個の自由電子が存在していると考える．自由電子が平均速度 v [m/s] で移動しているとすると，この導線の任意の断面積を t [s] 間に通過する電子の数は，$nvSt$ 個である．電子の電荷は $-e$ であるから通過する電気量 q は，$q = envSt$ [C] となるので，定義よりこのときの電流の大きさ I [A] は

$$I = \frac{q}{t} = envS \tag{1.31}$$

で表される．実際に導線を流れる電子の平均の速さを求めてみる．断面積 $1.0\,\text{mm}^2$ の銅線（密度 $9.0\,\text{g/cm}^3$）に $1.0\,\text{A}$ の電流が流れているとして 1 個の原子につき 1 個の自由電子をもつものとすると，自由電子密度は $n = 8.4 \times 10^{28}$ 個となるので，式（1.31）より電子の平均の速度 v を求めると

$$v = \frac{I}{enS} = 7.4 \times 10^{-5} \text{ [m/s]}$$

が得られる（1秒間に約 0.1 mm）．このように導線中を移動する電子の平均の速さは非常に遅くなるが，これは電流の速さではない．実際の電流の速さは電子の移動により生じた電磁波が導線を伝わる速さに等しいので，ほぼ光速に近いと考えられる．

1.1.8 電界中での荷電粒子の運動

一様電界中に置かれた荷電粒子 q は，電界の定義（1.5）が示すように，電界の方向（電気力線の方向）に $\vec{F} = q\vec{E}$ [N] の力を受ける．図 1.14 のように質量 m，電荷 q の荷電粒子が速さ v_0 で一様な電界 E に垂直に入射した場合を考える．この電界中を x 方向に長さ L だけ通過したときの y 方向の変位を y_L とする．このとき荷電粒子の受ける力は y 方向のみで，y 方向の加速度 a_y は，運動方程式 $ma_y = qE$ より

$$a_y = \frac{qE}{m} \tag{1.32}$$

となる．すなわち，x 方向には等速運動，y 方向には等加速度運動をするので，一様電界内では荷電粒子の軌跡は放物線となる（重力場において水平方向にボールを投げ出した運動に相当する）．x 方向に長さ L だけ移動するのに要する時間は $t = \frac{L}{v_0}$ なので，y 方向のずれ y_L は

$$y_L = \frac{1}{2} at^2 = \frac{qEL^2}{2mv_0^2} \tag{1.33}$$

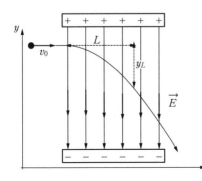

図 1.14　電界中の荷電粒子の運動

となる．

1.2 静電容量とコンデンサの性質

1.2.1 静電容量

　物質は物性的に，銅やアルミニウムのように電気をよく通す**導体**（conductor）と，ガラス，ゴムなどのようにほとんど電気を通さない**絶縁体**（insulator）とに区別される．絶縁体中の電子は原子やイオンに強く束縛されて，物質内を動き回ることができない．一方，導体中ではどの原子にも束縛されることがなく物質内を自由に動き回ることができる**自由電子**（free electron）が結晶内に存在し，自由電子密度が大きい物質ほど電気をよく通す．物質中の電位が変化すると電子はより電位の高い方へ移動する．帯電している導体内の電位はいたるところで等しく導体の表面は等電位面になり，導体内部では電界＝0になる．もし内部に電界が存在すれば内部の自由電子が電界によって移動し，電荷分布が時間的に変動することになる．また内部には，電界が存在しないのでガウスの法則より内部の総電荷は0である．したがって導体に与えられた電荷は導体表面だけに分布する．

　また，電界中に導体を置いた場合，図1.15に示すように，導体内部の電荷は表面に集まり内部の電荷は0になるので，導体内部には電界はできない．

　このように，外部の電界によって導体内部の電荷が移動する現象を**静電誘導**（electrostatic induction）という．

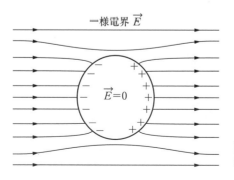

図1.15
導体中の電界

一方，絶縁体は電界中に置かれても物質中には自由電子が存在しないので，電流は流れない．しかし絶縁体を構成する分子の正電荷は電界の向きに，負電荷は逆向きに力を受けるので，分子の内部で多少その位置が移動して分子の両端に正負の電荷が分離する．その結果，図 1.16 に示すように，もとの電界と反対方向の電界が内部に生じ，絶縁体内部の電界は外部一様電界との足し合わせになる．これを**誘電分極**（induced polarization）という．物質全体の分子に誘電分極が起こっても，隣どうしの分子は電荷を互いに打ち消し合うので，絶縁体内部は電気的に中性であるが，絶縁体の表面には正電荷と負電荷が分布する．

2 個の導体の一方に正電荷を与えて，もう一方に等量の負電荷を与え，互いに向かい合わせると，正に帯電した導体から出た電気力線はすべて負に帯電した導体に終点をもち，電荷が導体の向かい合った表面で蓄えられる（**充電**：charging）．また充電された状態の導体に抵抗を接続すると電荷は抵抗を流れエネルギーとして放出される（**放電**：electric discharge）．このような体系を**コンデンサ**（capacitor）という．蓄えられる電気量 $Q[C]$ は，導体間の電位差 $V[V]$ に比例し

$$Q=CV, \quad C=\frac{Q}{V} \tag{1.34}$$

の関係で表される．ここで比例定数 C は誘電体の種類やコンデンサの構造に固有の定数で，**静電容量**（electrostatic capacity）という．

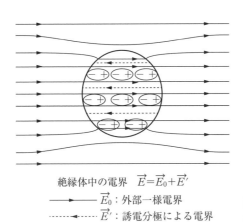

絶縁体中の電界　$\vec{E}=\vec{E_0}+\vec{E'}$
——→　$\vec{E_0}$：外部一様電界
┄┄→　$\vec{E'}$：誘電分極による電界

図 1.16
絶縁体中の電界

1.2.2 コンデンサの性質

面積が等しい 2 枚の導体の板を互いに平行に向い合わせ，極板間に電圧を加えると静電誘導によりそれぞれの導体板に正負等量の電荷が帯電する．これを**平行平板コンデンサ**（parallel-plate capacitor）といい，導体板を極板という．極板上の電荷密度は一様となる．

間隔 d で対置させた平行極板の面積を S として，それぞれの極板に電荷 $\pm Q$ を与えると，極板上の電荷密度は $\sigma = \dfrac{Q}{S}$ である．極板間の一様電界の強さはガウスの法則より $E = \dfrac{\sigma}{\varepsilon_0}$ なので，極板間の電位差は $V = Ed = \dfrac{\sigma d}{\varepsilon_0} = \dfrac{Qd}{\varepsilon_0 S}$ で表される．したがって，平行平板コンデンサの静電容量は

$$C = \frac{Q}{V} = \frac{\varepsilon_0 S}{d} \tag{1.35}$$

となり，極板の面積に比例し極板間の距離に反比例する．

静電容量 C の単位は**ファラッド [F]** で表される．1 [F] は非常に大きな容量なので（たとえば，極板間 $d=1$ mm として $S=100$ km^2 の面積が必要），通常の電子部品としてのコンデンサではマイクロファラッド [μF] やピコファラッド [pF] を用いる．1 [μF] $= 10^{-6}$ [F], 1 [pF] $= 10^{-12}$ [F] である．

次に，静電容量 C_0，極板間隔 d の平行平板コンデンサの極板間に絶縁体を挿入した場合を考える．絶縁体挿入前に極板単位面積当たりに蓄積されている電荷を σ とすると，絶縁体がないときの極板間の電界の大きさは

$$E_0 = \frac{\sigma}{\varepsilon_0} \quad (\varepsilon_0 : \text{真空の誘電率}) \tag{1.36}$$

である．極板間に絶縁体を挿入すると誘電分極により正極板側の絶縁体表面には，新たに電荷が誘起されるので，絶縁体内の電界は変化する．このとき，絶縁体を挿入したときの極板間の電界および電位差は

$$E = \frac{E_0}{\varepsilon_r} \tag{1.37}$$

$$V = \frac{E_0 d}{\varepsilon_r} = \frac{V_0}{\varepsilon_r} \le V_0 \tag{1.38}$$

となる．したがって，絶縁体を挿入することで V_0 より小さい電圧で同じ電気

量を極板間に蓄積することができる．

$$Q = C_0 V_0 = C_0 \varepsilon_r V \tag{1.39}$$

すなわち，このときの静電容量 C は

$$C = \varepsilon_r C_0 \tag{1.40}$$

となり，絶縁体を挿入することにより静電容量は比誘電率 (ε_r) 倍に増加する．

絶縁体中では誘電分極の影響で電界の大きさは小さくなる．すなわち電界は絶縁体の存在によって変化する量である．そこで電荷のみによって決まる量として**電束密度** D を考え，電界 E との関係を

$$E = \frac{1}{\varepsilon} D \quad \left(\varepsilon は誘電率．真空中では E = \frac{1}{\varepsilon_0} D \right) \tag{1.41}$$

とすると，電界は不変の電束密度に誘電分極の影響を補正した量と考えることができる．

1.2.3 コンデンサの直列接続

2個以上のコンデンサを接続した場合の静電容量の足し合わせ（合成容量）について考える．静電容量が $C_1, C_2, \cdots, C_n$ の n 個のコンデンサを図1.17のように直列に接続して起電力 V_0 の電池につなぐと，始めに，極板1と極板 n' 間の電位差が V_0 になるように極板1に正電荷 $+Q$，極板 n' に負電荷 $-Q$ が分布する．次に，極板1に蓄積された正電荷により極板 $1'$，2に静電誘導が起こり極板 $1'$ には極板1の電荷と等量の負電荷が，極板2には正電荷が蓄積される．同様に極板 n' の電荷 $-Q$ により極板 n' に $+Q$，極板 $n-1'$ に $-Q$ が誘導される．

静電誘導の連鎖により，最終的には n 個のコンデンサに等量の電荷が蓄積されて電荷の移動は終了する．このとき各コンデンサの電圧は

$$V_1 = \frac{Q}{C_1}, \quad V_2 = \frac{Q}{C_2}, \quad \cdots, \quad V_n = \frac{Q}{C_n} \tag{1.42}$$

になるので接続した n 個のコンデンサを1つのコンデンサと見なして静電容量を C_0（合成容量）とすると，C_0 の両端の電圧は電池の起電力 V_0 と等しく

$$V_0 = V_1 + V_2 + \cdots + V_n = \frac{Q}{C_1} + \frac{Q}{C_2} + \cdots + \frac{Q}{C_n} = Q \left(\frac{1}{C_1} + \frac{1}{C_2} + \cdots + \frac{1}{C_n} \right) = \frac{Q}{C_0} \tag{1.43}$$

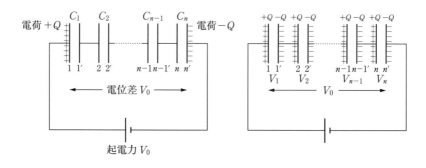

(a)　　　　　　　　　　　　　(b)

図1.17 コンデンサの直列接続

となる．したがって，C_0 は

$$\frac{1}{C_0}=\frac{1}{C_1}+\frac{1}{C_2}+\cdots+\frac{1}{C_n} \tag{1.44}$$

で表される．たとえば，C_1, C_2 の2個のコンデンサの直列接続の場合の合成容量 C_0 は

$$C_0=\frac{C_1 C_2}{C_1+C_2} \tag{1.45}$$

となる．

1.2.4　コンデンサの並列接続

　静電容量が $C_1, C_2, \cdots, C_n$ の n 個のコンデンサを図1.18のように並列に接続し起電力 V_0 の電池につなぐと，極板 $1, 2, \cdots, n$ は導線で接続されているので等電位となる．同様に極板 $1', 2', \cdots, n'$ も等電位となり，n 個のコンデンサの電圧はすべて V_0 になる．このとき各コンデンサに蓄えられた電荷は

$$Q_1=C_1 V_0, \quad Q_2=C_2 V_0, \quad \cdots, \quad Q_n=C_n V_0 \tag{1.46}$$

になるので合成容量を C_0 とすると，C_0 に蓄えられた電荷は

$$\begin{aligned}Q_0&=Q_1+Q_2+\cdots+Q_n=C_1 V_0+C_2 V_0+\cdots+C_n V_0=(C_1+C_2+\cdots+C_n)V_0\\ &=C_0 V_0\end{aligned} \tag{1.47}$$

となる．したがって，C_0 は

並列接続の合成容量：　　$C_0=C_1+C_2+\cdots+C_n$ (1.48)

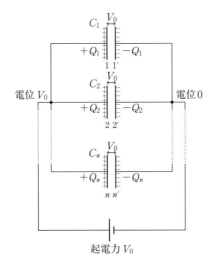

図 1.18
コンデンサの並列接続

となる.

1.2.5 コンデンサの耐電圧

静電容量 C のコンデンサに印加する電圧と蓄積される電荷は比例するので ($Q=CV$),理論上は,電圧を大きくすればするほど,コンデンサには制限なく電荷が蓄積されることになる.しかし実際には,コンデンサによって仕様上の限界があり,限界以上の電圧を加えると極板間に放電が起こり,極板間に絶縁体がある場合にはそれを破壊することもある.コンデンサに加えられる最大電圧を**耐電圧**(withstanding voltage)という.コンデンサの直列接続の場合には,各コンデンサの印加電圧がそれぞれの耐電圧を超えないような最大電圧が合成コンデンサの耐電圧になる.

たとえば,静電容量が $C_A=1\,[\mu\text{F}]$,耐電圧が 300 V のコンデンサ A と静電容量が $C_B=3\,[\mu\text{F}]$,耐電圧が 400 V のコンデンサ B を直列に接続した場合の全体の耐電圧を考える.コンデンサ A,B を直列接続したときそれぞれにかかる電圧 V_A, V_B は

$$V_A : V_B = \frac{1}{C_A} : \frac{1}{C_B} \quad \text{より} \quad V_A = 3V_B \tag{1.49}$$

となる．始めに，V_B が B の耐電圧 400 V になるように全体に印加する．このとき A には 1200 V の電圧が加わるので A の耐電圧を超えてしまう．次に，A に A の耐電圧 300 V になるように印加すると B には 100 V の電圧が加わり，これは A の耐電圧を超えない．したがって，このとき A と B を直列接続した合成コンデンサの耐電圧は

$$V = V_A + V_B = 300 + 100 = 400 \quad [\text{V}] \tag{1.50}$$

になる．

1.2.6 コンデンサの静電エネルギー

コンデンサを充電するということは，極板の電荷が 0 の状態から少しずつ電荷を電気力に逆らって運んでいくことであるので，外部から仕事をしている．

電圧が一定の場合を考える．電荷 Q_1 が蓄積されているときに，さらに電荷を加えて Q_2 に充電するときに必要な仕事 W は

$$W = \int_{Q_1}^{Q_2} V dQ = V(Q_2 - Q_1) \tag{1.51}$$

である（図 1.19）．

実際にはコンデンサの電圧は，蓄えられた電荷に比例して変化するので

$$W = \int_{Q_1}^{Q_2} V dQ = \int_{Q_1}^{Q_2} \frac{Q}{C} dQ = \frac{1}{2C}(Q_2{}^2 - Q_1{}^2) = \frac{1}{2}(V_2 Q_2 - V_1 Q_1) \tag{1.52}$$

となる．静電容量 C のコンデンサを電圧 0，電荷 0 の状態から印加して電圧

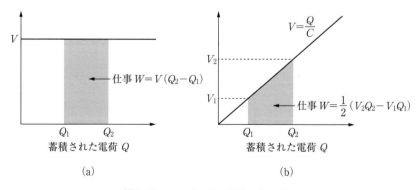

図 1.19 コンデンサの静電エネルギー

V, 電荷 Q に充電するときに必要な仕事は

$$W = \int_0^Q V dQ = \int_0^Q \frac{Q}{C} dQ = \frac{Q^2}{2C} = \frac{1}{2} QV \tag{1.53}$$

になる．この仕事が充電された状態のコンデンサのエネルギーとして蓄積される．これをコンデンサの**静電エネルギー**（electrostatic energy）という．

1.3　磁界の性質

1.3.1　磁荷と磁気モーメント

　鉄くぎは帯電していなくても磁石に引き付けられる．この力は電荷が電界から受ける力とは違う性質の力である．磁石が鉄片を引き付けるような性質を**磁性**（magnetism）といい，棒磁石に鉄粉をふりまいたとき，磁石の両端の鉄粉が最もよく引き付けられる場所を**磁極**（magnetic pole）という．棒磁石を自由に回転できるように水平に吊るすと，南北を指して静止する．このとき北を指す方の磁極をＮ極，南を指す方の磁極をＳ極と呼び，電荷と対比してＮ極に正（＋）の**磁荷（磁気量）**（magnetic charge），Ｓ極に負（－）の磁荷があると考える．電荷と磁荷の違いは，電荷は正と負の電荷が独立で存在するが，磁荷はＮ極とＳ極が必ず対で存在し単極で存在することはない．一般にＮ極とＳ極の対を**磁気双極子**（magnetic dipole）といい，その大きさは磁荷 q_m と磁極間の長さ l を用いた**磁気モーメント**（magnetic moment）m として

$$m = q_m l \tag{1.54}$$

で表される（図 1.20）．

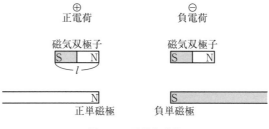

図 1.20　電荷と磁荷

磁石は微小な磁気双極子が集まったものと考えられる．ここで，非常に長い棒磁石（無限大の長さ）を考えて，一方の磁極の周辺では他方の磁極の影響が無視できると仮定することにより，磁石の磁極を単磁極として扱うことができる．単磁極を仮定することにより，これまで述べてきた電荷に関する取り扱いと同様の方法で磁性についての物理法則を考えることができる．

1.3.2 磁界とクーロンの法則

2つの磁石の磁極の磁荷どうしには，同種の磁荷のときには q_m 斥力が働き，異種のときには引力が働く．磁荷間に働く力は，電荷の場合の式 (1.16) と同様に，磁気力に関するクーロンの法則が成り立つことが実験的に確かめられている．すなわち，真空中に置かれた磁荷 q_m と磁荷 $q_{m'}$ との間に働く磁気力の大きさ F は，磁極間の距離を r としたとき

$$F = \frac{1}{4\pi\mu_0} \frac{q_m q_{m'}}{r^2} \quad (1.55)$$

と表すことができる．上式における μ_0 を**真空の透磁率**（magnetic permeability of vacuum）という．

$$\mu_0 = 4\pi \times 10^{-7} \quad [\text{N/A}^2] \quad (1.56)$$

磁気力の大きさ F の単位を [N]，r を [m] とすると，磁荷 q_m および $q_{m'}$ の単位は [J/A] となり，この単位を**ウェーバー** [**Wb**] で表す．つまり，磁荷の単位は，[Wb] = [J/A] と表される．

参考として，光速 c は電磁波の波動方程式を解くことにより，真空の透磁率と真空の誘電率を使って

$$c = \frac{1}{\sqrt{\mu_0 \varepsilon_0}} \quad (1.57)$$

で表される．

式 (1.55) を磁荷 $q_{m'}$ に注目して，電荷に働く力 (1.4) と同様に近接作用の立場で磁気に関するクーロン力を考えてみる．すなわち空間に磁極を置くことによりその周りの空間にある種のゆがみが生じ，そのゆがみを媒介として力が伝わると考える．空間に正の単磁極を置いたときに，磁極はある方向に力を受ける．このとき磁極の磁荷を q_m [Wb] として，磁気力 $\vec{F}$ [N] が

$$\vec{F} = q_m \vec{H} \quad [\text{N}] \tag{1.58}$$

という関係で表されるとき，このベクトル $\vec{H}$ を，この点における**磁界**（magnetic field）という．すなわち磁界ベクトルは正磁極が受ける力と同じ方向のベクトルとして

$$\vec{H} \equiv \frac{\vec{F}}{q_m} \quad [\text{N/Wb}] \tag{1.59}$$

と定義できる．q_m を +1Wb とすると，式 (1.58) は

$$\vec{H} = \vec{F} \quad [\text{N/Wb}] \tag{1.60}$$

となるので磁界は，磁荷 +1Wb 当たりに働く力に相当する．

磁荷 q_m [Wb] が真空中で空間に作る磁界を求める．$q_{m'}$ が q_m から r [m] 離れた位置にあるとして，磁気に関するクーロン力の式 (1.55) と (1.59) より，磁界ベクトル H は磁気力 F と同じ向きで，その大きさは

$$H = \frac{1}{4\pi\mu_0} \frac{q_m}{r^2} \tag{1.61}$$

となることがわかる．したがって，磁界の単位は，[N/Wb] = [N·A/J] = [A/m] と表される．

電界の様子を直感的，視覚的に表す方法として電気力線を導入したのと同様に，**磁力線**（magnetic line of force）により視覚的に磁界を表すことができる．磁力線の性質を以下に示す．

(1) 磁力線は正磁荷（N 極）から出て負磁荷（S 極）あるいは無限遠方で終わるか，または無限遠方を始点として負の磁荷で終わるかいずれかで，途中で発生したり，消滅したりはしない．

(2) 磁界の強いところでは磁力線が密であり，磁界が弱いところでは磁力線が疎である．

(3) 磁力線は枝分かれしたり，折れ曲がったり，磁力線同志が交差することはない．

(4) 磁力線の向きは磁界の向きを表し，磁力線の密度が磁界の強さに等しい．つまり，磁界の強さ H [N/Wb] における単位面積当たりの磁力数は H [本/m^2] である．

1.3.3 磁性体と透磁率

物質中に生じる磁界について考える．電界中に置かれた絶縁体中では電荷の誘電分極により物質内部に新たな電界が生じるのと同様に，磁界中に置かれた物質内部では磁気双極子が生じることにより新たな磁界が生じる．体積 $V[\mathrm{m}^3]$ の物質内に生じた個々の磁気モーメントを $m_i[\mathrm{Wbm}]$ とすると，単位体積当たりの磁気モーメント量 M は

$$M = \frac{\sum_i m_i}{V} \quad [\mathrm{Wb/m}^2] \tag{1.62}$$

となり，これを**磁気分極**（magnetic polarization）あるいは**磁化**（magnetization）という．ほとんどの物質の場合，物質内の磁界 H と磁化 M は比例するので

$$M = \chi_m \mu_0 H, \quad \mu_0 : 真空の透磁率 \tag{1.63}$$

と表し，χ_m をその物質の**磁化率**という．χ_m は物質により正と負と両方の値をとる．

$\chi_m > 0$ の物質を**常磁性体**（paramagnetic substance）といい，鉄，ニッケル，コバルトなどは，外部から磁界をかけなくても磁化が自然に発生し**強磁性体**（ferromagnetic）という．一方で，金，銅，水銀などの $\chi_m < 0$ の物質は**反磁性体**（dimagnetic substance）という．物質中の磁界は外部磁界ベクトルと磁化によりつくられる磁界ベクトルの足し合わせと考えられる．

電気に関して，電界は物質の誘電率によって大きさが変わる量であるが，電束密度は物質に不変な量であった．磁気に関して，同様な物理量として**磁束密度**（magnetic flux density）を導入する．磁性体内の磁界 $\vec{H}$，磁化を $\vec{M}$ とすると，磁束密度 $\vec{B}$ は

$$\vec{B} = \mu_0 \vec{H} + \vec{M} = \mu_0 \vec{H} + \chi_m \mu_0 \vec{H} = \mu_0 (1 + \chi_m) \vec{H} \tag{1.64}$$

と定義される．ここで

$$\mu = \mu_0 (1 + \chi_m) \tag{1.65}$$

とおき，この μ を**透磁率**（magnetic permeability）という（真空中では $\chi_m = 0$ より $\mu = \mu_0$）．

透磁率を用いると

$$\vec{B} = \mu_0(1+\chi_m)\vec{H} = \mu\vec{H} = \mu_0\vec{H_0}, \quad \vec{H_0}：真空中の磁界 \quad (1.66)$$

と表される．磁束密度の単位には**テスラ [T]**（$=\mathrm{Wb/m^2}$）を用いる．磁界も磁束密度も磁気に関する力の場を表すが，単位が示すように異なる物理量である．磁界 $\vec{H}$ は単磁極に働く力により定義される量であるが，磁束密度 $\vec{B}$ は物質の磁化により定義される量である．

磁束密度 B の磁界と垂直な断面積 $S[\mathrm{m^2}]$ を考えたとき

$$\vec{\phi} = S\vec{B} \quad (1.67)$$

により**磁束**（magnetic flux）$\phi[\mathrm{Wb}]$ が定義される．磁束ベクトルの向きが接線の方向と一致するように描いた曲線を**磁束線**（magnetic flux line）という．

1.3.4 磁界中での荷電粒子の運動

電流の周りの空間には磁界がつくられる（後述）ように，磁荷（あるいは磁気双極子）という物理量は，質量や電荷のような素粒子が本来もつ性質ではなく，運動する電荷（円電流）によりつくられる量である．式 (1.58) が示すように磁界中では磁荷に力が働く．すなわち，これは磁界中で運動する荷電粒子が磁界から力を受けることに相当する．正電荷 q の荷電粒子が磁界 $\vec{H}$ 中を速度 $\vec{v}$ で運動するとき，粒子は

$$\vec{F} = q\vec{v} \times \mu\vec{H} = q\vec{v} \times \vec{B}, \quad \vec{B}：磁束密度 \quad (1.68)$$

の力を受ける．$q\vec{v} \times \vec{B}$ はベクトル積（外積）を表し**ローレンツ力**（Lorentz force）という．すなわち，$\vec{v}$ と $\vec{B}$ のなす角度を θ とすると，力の大きさは $q|\vec{v}||\vec{B}|\sin\theta$ で，力の向きは $\vec{v}$ および $\vec{B}$ に垂直かつ $\vec{v}$ から $\vec{B}$ の方向に右ねじを回したときのねじの進む方向になる．

図 1.21 のように質量 m，電荷 q の荷電粒子が大きさ B の磁束密度の磁界に垂直に速さ v で入射した場合を考える．粒子の受ける力の大きさは常に qvB で v に垂直なので，このローレンツ力が向心力となり，等速円運動をする．これを**サイクロトロン運動**（cyclotron motion）という．等速円運動の加速度の大きさは $a = \dfrac{v^2}{r}$ なので，一様磁場中の粒子の運動方程式は

$$m\frac{v^2}{r} = qvB \quad (1.69)$$

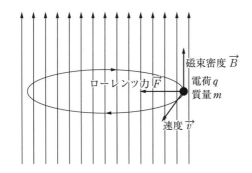

図1.21
磁界中の荷電粒子の運動

となる.これより円運動の半径と周期を求めると

円運動の半径: $$r = \frac{mv}{qB} \tag{1.70}$$

円運動の周期: $$T = \frac{2\pi r}{v} = \frac{2\pi m}{Bq} \tag{1.71}$$

が得られる.

1.4 電流と磁界との相互作用

1.4.1 ビオ・サバールの法則

電流の流れている導線に磁針を近づけると磁針がふれる現象は1820年エルステッド(Hans Christian Ørsted)によって発見された.この現象から磁界は磁石の周りだけではなく,電流が流れるとその周りの空間にも発生することがわかった.次いで詳細な実験がビオとサバール(Biot-Savart)およびアンペール(André-Marie Ampère)によって行われ,電流と電流のつくる磁界との関係が定量的に示された.

フランスのビオとサバールは,電荷に相当する電流の最小単位として電流の流れている導線の微小距離,電流素片を定義し,電流素片がつくる磁場の重ね合わせによって電流がつくる磁界を次のように求めた.

図1.22のように電流 I が流れている導線の電流素片 Idl が距離 r 離れた点Pにつくる磁界の大きさ dH はベクトル $\vec{I}dl$ とベクトル $\vec{r}$ のなす角度を θ とす

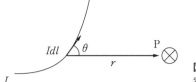

図 1.22
電流素片がつくる磁界

ると

$$dH = \frac{1}{4\pi} \frac{Idl \sin\theta}{r^2} \quad (1.72)$$

で表され，その方向は $Id\vec{l}$ および $\vec{r}$ に垂直かつ $Id\vec{l}$ から $\vec{r}$ の方に回したときの右ねじの進む方向になる．これを**ビオ・サバールの法則**（Biot-Savart law）という．この関係を用いて電流が P 点につくる磁界を求めるには，すべての電流素片がつくる磁界の重ね合わせ，すなわち上式を与えられた電流の全体にわたって積分することによって求められる．

1.4.2 直線電流がつくる磁界

無限に長い直線の導線に電流 I が流れているとして，直線から距離 a 離れた点 P につくる磁界を求める．

図 1.23 のように直線電流に沿って長さ x をとると，電流素片 $I\,dx$ が点 P につくる磁界の大きさ dH は，ビオ・サバールの法則より

$$dH = \frac{1}{4\pi} \frac{I\,dx \sin\theta}{(a^2+x^2)} \quad (1.73)$$

が得られる．x について $-\infty$ から $+\infty$ まで積分することにより，直線電流全体が点 P につくる磁界の強さは

$$\begin{aligned}
H &= \frac{I}{4\pi}\int_{-\infty}^{+\infty}\frac{\sin\theta}{(a^2+x^2)}\,dx = \frac{I}{4\pi}\int_{-\infty}^{+\infty}\frac{a}{(a^2+x^2)^{3/2}}\,dx \\
&= \frac{I}{2\pi a}\int_{0}^{+\infty}\frac{a^2}{(a^2+x^2)^{3/2}}\,dx \quad (1.74)\\
&= \frac{I}{2\pi a}\left[\frac{x}{(a^2+x^2)^{1/2}}\right]_0^{\infty} = \frac{I}{2\pi a}
\end{aligned}$$

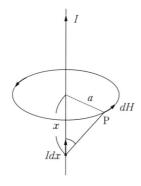

図 1.23
直線電流がつくる磁界

となる．したがって，直線電流がつくる磁界の大きさは電流の強さに比例し，電流からの距離に反比例する．すなわち直線を中心とする同心円状の磁界ができる．この磁界と電流の向きとの関係は，右ねじの回転の向き（磁界）とねじの進行方向（電流）の関係と同じである．

1.4.3 円電流が中心軸上につくる磁界

電流が半径 a の円周を流れている場合，図 1.24 のように，電流の向きに沿って円を描くように x 軸をとる．

この x 軸上の電流素片 $Id\vec{x}$ が中心軸上につくる微小な磁界 dH の大きさはビオ・サバールの法則より

$$dH = \frac{1}{4\pi} \frac{Idx \sin\theta}{(a^2+y^2)} = \frac{1}{4\pi} \frac{Idx}{(a^2+y^2)} \quad (\theta は常に 90°なので \ \sin\theta = 1) \quad (1.75)$$

となる．円電流に沿って dH を 1 周積分すると，磁界の中心軸に垂直な成分は互いに打ち消し合って 0 になるので，中心軸方向成分だけを考えればよい．すなわち

$$\begin{aligned} H(y) &= \frac{1}{4\pi} \int_0^{2\pi a} \frac{I\cos\phi}{(a^2+y^2)} dx = \frac{1}{4\pi} \int_0^{2\pi a} \frac{Ia}{(a^2+y^2)^{3/2}} dx \\ &= \frac{Ia}{4\pi(a^2+y^2)^{3/2}} \int_0^{2\pi a} dx = \frac{Ia^2}{2(a^2+y^2)^{3/2}} \end{aligned} \quad (1.76)$$

が得られる．このとき，円の中心すなわち $y=0$ における磁界の大きさは

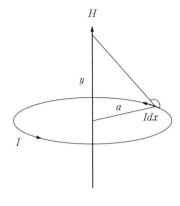

図1.24
円電流がつくる磁界

$$H(0) = \frac{I}{2a} \tag{1.77}$$

となる．

　原子核は高速で回転する電荷をもった粒子であり，微小な円電流と見なすことができる．したがってこの円電流により磁界が生じるので，原子核は微小な磁石（磁気モーメント）と見なせる．外部磁界中に置かれた原子核（磁気モーメント）は歳差運動（コマの首ふり運動）を行い，その回転周波数に相当する電波を照射することにより原子核を励起することができる．この性質を利用したのが**磁気共鳴断層撮影（MRI）**である．

1.4.4　ソレノイドが中心軸上につくる磁界

　導線を密着させて巻いた円筒状のコイルをソレノイドという．単位長さ当たり n 巻きの十分に長いソレノイドが内部につくる磁界を求める．

　図1.25のようにソレノイドの微小距離 dy の中には ndy 巻きの導線があるので，密接した n 個の円電流と考えることができる．したがって，中心軸上 0 の位置につくる磁界の大きさは前述の円電流が中心軸上につくる磁界と同様に

$$dH = \frac{Ia^2 n}{2(a^2+y^2)^{3/2}} dy \tag{1.78}$$

となり，これを $y=-\infty$ から $y=+\infty$ まで積分して

$$H = \int_{-\infty}^{+\infty} \frac{Ia^2 n}{2(a^2+y^2)^{3/2}} dy = nI \left[\frac{y}{(a^2+y^2)^{1/2}} \right]_0^{\infty} = nI \tag{1.79}$$

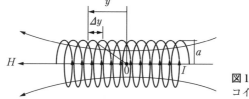

図 1.25 コイルがつくる磁界

が得られる．

1.4.5 アンペールの法則

電流とその周りにできる磁界の関係は1820年アンペールによって発見された．これは，閉じた経路に沿った磁界の大きさを足し合わせた（線積分）結果と，その閉回路を貫く電流の和の比例関係を示すもので，**アンペールの法則**（Ampère's circuital law）という．つまり，任意の閉曲線に沿っての磁界の大きさの合計（線積分）はその閉曲線を貫く電流の総量に等しい．

電流 I が流れる無限に長いソレノイドでは，アンペールの法則を用いることにより，ソレノイド内部には一様磁界が生じることが示される．磁力線はソレノイド内部では平行になっているので，図1.26に示すソレノイド断面図において1辺 d の正方形を考える．この閉曲線を貫く電流は ndI である．閉曲線のQR部には磁界はなく（無限長ソレノイドでは外部に磁力線は出てこない）PQとRS部分は磁界と辺が垂直なので線積分は0になる．したがってPQ部分の磁界を H とすると，アンペールの法則は，$H \cdot d = ndI$ より

$$H = nI \tag{1.80}$$

となり，これは内部の位置に依存しない定数である．つまりソレノイド内部では磁界は一様であることがわかる．

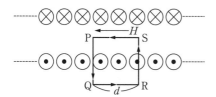

図 1.26 コイルがつくる磁界（アンペールの法則）

1.4.6 電磁力

磁束密度 B[T] の磁界中に置かれた断面積 S[m²]，自由電子の密度が n[個/m³] の導線に電流 I[A] を流したときに，この導線 l[m] に働く力を考える．

導線中の個々の自由電子数にローレンツ力が働くので，自由電子の平均の速さを v[m/s] とすると l[m] 中にある自由電子 nSl 個に働くローレンツ力の和 F[N] は

$$F = ev \times BnSl \quad [\text{N}], \quad e：電子の電荷（電気素量） \quad (1.81)$$

になる．電子は負電荷であるが電流の流れる向きは電子の運動する向きと逆なので，正電荷の粒子が自由電子と逆向きに流れていると考える．

式 (1.31) から電流 $I = envS$ [A] であるから，$v = \dfrac{I}{enS}$ [m/s] となり，v に代入することにより導線 l[m] に働く磁力は

$$\vec{F} = e\vec{v} \times \vec{B}nsl = e\dfrac{\vec{I}}{enS} \times \vec{B}nSl = \vec{I} \times \vec{B}l \quad [\text{N}] \quad (1.82)$$

で表される．ここで，電流と $\vec{B}$ のなす角度を θ とすると，電流に働く力の大きさは $|\vec{I}||\vec{B}|\,l\sin\theta$ となり，力の向きは $\vec{I}$ にも $\vec{B}$ にも垂直で $\vec{I}$ から $\vec{B}$ の方に回したときの右ねじの進む方向のベクトルの向きとなる．

1.5 電磁誘導

1.5.1 ファラデーの電磁誘導の法則

電流により磁界が発生する現象の逆で，磁界が変化すると電流が流れる現象は 1831 年ファラデー（Michael Faraday）によって発見された．コイルが磁界の中で運動したりコイルを貫く磁界が変化したりすると，コイルには起電力が発生して電流が流れる．この現象を**電磁誘導**（electromagnetic induction）といい，コイルに誘導された起電力を**誘導起電力**（induced electromotive force），それによって流れる電流を**誘導電流**（induced current）という．

図 1.27 のように一様な磁界 H が垂直（紙面表から裏）に貫くように「コ」の字型の導線 abcd を置き，この上を長さ l の導体棒 PQ が ab, dc と常に垂直

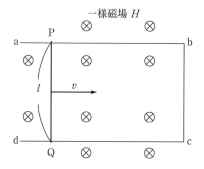

図 1.27
電磁誘導

になるように右向きに速さ v で動く場合を考える．このとき PQ 中の自由電子も磁界に対して垂直に速さ v で運動していると見なせるので，電子には磁束密度を B として，大きさ evB のローレンツ力が PQ 方向に働き，誘導電流は PbcQ の向きに流れる．このとき導体棒 PQ に着目して，導体棒内の電子は PQ 間に生じた電位差により運動していると考え，この電位差 V を求める．電子に働いた力を PQ 間の電界 $\vec{E}$ から受ける力とすると，この力の大きさは eE であるので $eE = evB$ より $E = vB$ が得られる．したがって PQ 間の電位差 V は

$$V = El = vBl \tag{1.83}$$

となる．これが磁界中を垂直に動く導体棒に発生する誘導起電力に相当する．

上式において lv は閉回路 PbcQ の単位時間当たりに変化する面積に等しいので，右辺 vBl は磁束の変化率に相当する．したがって磁束を ϕ とすると，誘導起電力の大きさは

$$V = \frac{d\phi}{dt} \tag{1.84}$$

で表される．

次に誘導起電力の方向について考える．上の例のように，導体棒が右に移動しているときは閉回路 PbcQ の面積は導体棒の移動とともに減少し，PbcQ を貫く下向きの磁束も時間とともに減少する．このとき発生する誘導電流は下向きの磁束をつくる．一方，導体棒が左に移動しているときは閉回路 PbcQ を貫く下向きの磁束は時間とともに増加する．このとき発生する誘導電流の向きは PQcb となり，上向きの磁束をつくる．一般にコイルや環電流を貫く外部磁束が変化したときに，磁束の変化を打ち消す向きに磁束をつくる向きに誘導電流

は流れる．これを**レンツの法則**（Lenz's law）という．レンツの法則より誘導起電力は逆起電力と見なすことができ，誘導電流が外部磁場方向の磁束をつくるときの V を正とすると，$d\phi>0$ のとき $V<0$，$d\phi<0$ のとき $V>0$ であるので，式は

$$V = -\frac{d\phi}{dt} \tag{1.85}$$

と表すことができる．これを**ファラデーの電磁誘導の法則**（Faraday's law of induction）という．

1.5.2　自己インダクタンスとコイルの性質

図1.28のようなコイルに電源をつなぎスイッチを閉じると，コイルを流れる電流によりコイルを貫く磁界が生じる．このときレンツの法則により磁束が増加するのを妨げる向きに誘導起電力（逆起電力）が発生するので，電流は瞬間的には定常値にはならない．次に，このコイルに定常電流 I が流れているときにスイッチを開くと，コイルを貫く磁束が減少するのを妨げる向きに誘導起電力が発生するので，電流は瞬間的には0にはならない．このようにコイルを流れる電流が時間的に変化するときに，コイル自身の電磁誘導によりコイルを流れる電流の変化を妨げるような誘導起電力が発生する．これを**自己誘導**（self-induction）という．コイルを貫く磁束 ϕ [Wb]とコイルを流れる電流 I [A]は

$$\phi = LI \quad (L：定数) \tag{1.86}$$

の比例関係で表すことができる．定数 L はコイルによって決まる固有の値で**自己インダクタンス**（self-inductance）といい，単位として[**H**]（ヘンリー）を用いる．

したがって，ファラデーの電磁誘導の法則により自己誘導により生じる起電力は

$$V = -\frac{d\phi}{dt} = -L\frac{dI}{dt} \tag{1.87}$$

で表される．式において負の符号は，電流の時間変化を妨げる向きに起電力が生じることを示している．たとえば，長さ l [m]，断面積 S [m^2]，巻数 N のソ

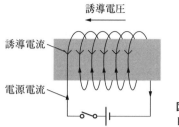

図1.28
自己誘導

レノイドコイルに電流 I を流すとき，内部にできる磁束密度の大きさは

$$B = \mu_0 H = \mu_0 n I = \mu_0 \frac{N}{l} I \tag{1.88}$$

であるので，コイルに生じる誘導起電力は

$$V = -N\frac{d\phi}{dt} = -N\frac{dSB}{dt} = -\frac{\mu_0 N^2 S}{l}\frac{dI}{dt} \quad [\text{V}] \tag{1.89}$$

である（磁束 ϕ は平面で定義されているので N 回巻のコイルを貫く磁束は ϕ を N 倍する）．この式を $V = -L\frac{dI}{dt}$ と比べると，コイルの自己インダクタンスは

$$L = \frac{\mu_0 N^2 S}{l} \tag{1.90}$$

となる．

コイルに流れる電流を dI だけ増すためには自己誘導により生じる逆起電力に逆らって電荷を移動させるので，電源のする仕事 dW は

$$dW = |V|dq = L\frac{dI}{dt} \cdot I dt = L I dt \tag{1.91}$$

である．したがって，コイルを流れる電流が 0 から I になるまでに電源がする仕事は

$$W = \int_0^I L I dI = \frac{1}{2} L I^2 \tag{1.92}$$

となり，この仕事が磁界のエネルギーとしてコイルに蓄えられていると考えることができる．

1.5.3 相互インダクタンス

図1.29のように近接したA，B2つのコイルの軸が一致するように置き，コイルAの電流を時間的に変化させると自己誘導が起こるとともに，コイルBを貫く磁束も変化し，コイルBにも誘導起電力が生じる．この現象を**相互誘導**（mutual induction）という．このときのコイルBを貫く磁束をϕ[Wb]，コイルAを流れる電流をI[A]とすると

$$\phi = MI \quad (M：定数) \tag{1.93}$$

の比例関係で表すことができる．定数Mは**相互インダクタンス**（mutual inductance）という．相互誘導により生じる誘導起電力は

$$V = -\frac{d\phi}{dt} = -M\frac{dI}{dt} \tag{1.94}$$

と表され，自己インダクタンスと同様に単位には[H]を用いる．

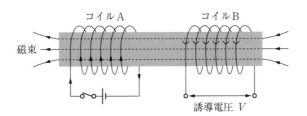

図1.29 相互誘導

演習問題

1.1 単位で誤っているのはどれか．
1. 電界の強さ：V/m　　2. 誘電率　　：F/m　　3. 抵抗率：Ω/m
4. 透磁率　　：H/m　　5. 磁界の強さ：A/m

1.2 真空中にある0.1μCと0.2μCの点電荷の距離が5 cmのとき，これらの間に作用する力は何Nか．ただし，$\dfrac{1}{4\pi\varepsilon_0} = 9\times 10^9$(m/F)（$\varepsilon_0$は真空の誘電率）とする．
1. 8.9×10^{-22}　　2. 3.6×10^{-3}　　3. 7.2×10^{-2}
4. 1.1×10^{21}　　5. 2.3×10^{22}

1.3 電荷,電界および電位で正しいのはどれか.
1. 電荷 Q から Q 本の電気力線が出る.
2. 電位差は電荷量当たりの仕事量で表す.
3. コンデンサの電荷は電位差に反比例する.
4. 平等電界中の電位差は距離に反比例する.
5. 点電荷によるある点の電界は距離に比例する.

1.4 コンデンサ回路を図（問題 1.4）に示す.
この回路について正しいのはどれか.
ただし, C_1 の電荷は $12\,\mu C$ とする.
1. 合成容量は $0.8\,\mu F$ である.
2. C_2 にかかる電圧は 8 V である.
3. C_2 に蓄えられる電荷は $12\,\mu C$ である.
4. C_1 にかかる電圧は C_2 より低い.
5. E は 8 V である.

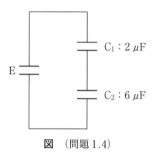

図　（問題 1.4）

1.5 静電容量 $C=3\,\mu F$, 耐電圧 10 V のコンデンサを図（問題 1.5）のように接続したとき,合成静電容量と全耐電圧との組合せで正しいのはどれか.

	合成静電容量〔μF〕	耐電圧〔V〕
1.	3	10
2.	6	20
3.	3	20
4.	6	40
5.	9	40

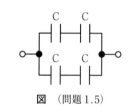

図　（問題 1.5）

1.6 図（問題 1.6）の回路の C_3 に $25\,\mu J$ の
エネルギーが蓄えられたとき, ab 間の
直流電圧は何 V か.
1. 5 　　2. 11 　　3. 25
4. 30 　　5. 35

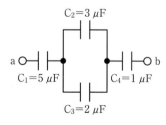

図　（問題 1.6）

1.7 電流と磁気で正しいのはどれか.
1. 電流力は両電線間の距離に比例する.
2. 円形コイルの中心の磁界はコイルの直径に比例する.
3. 磁界中の導線に働く電磁力は流れる電流に反比例する.
4. ビオ・サバールの法則では流れる電流と直角方向の磁界が最大となる.
5. 自己インダクタンスの誘導起電力は電流の変化量とその時間の積で求められる.

1.8 5.0×10^{-3} Wb の磁束が $10\,cm^2$ の平面を垂直に貫くときの磁束密度 [T] はどれか.
1. 0.05　　2. 0.5　　3. 5　　4. 50　　5. 500

1.9 磁束密度 1.5 T の平等磁界中に,長さ 20 cm の直線状の銅線を磁界と直角において 10 A の電流を流した.銅線に働く力（N）はどれか.
1. 3.0　　2. 7.5　　3. 30　　4. 75　　5. 300

1.10 電磁誘導に関係するのはどれか.
1. Ohm〈オーム〉の法則　　2. Lenz〈レンツ〉の法則
3. Joule〈ジュール〉の法則　　4. Faraday〈ファラデー〉の法則
5. Kirchhoff〈キルヒホッフ〉の法則

1.11 自己インダクタンス 25 mH のコイルに流れる電流が一様な変化率で 20 ms 間に 300 A 増加したとき,コイルに誘導される起電力は何 V か.
1. 1.7×10^{-6}　　2. 4.2×10^{-3}　　3. 0.15　　4. 240
5. 375

2 直流回路

2.1 導体の抵抗

2.1.1 抵 抗 率

図 2.1 のように断面積 A [m²], 長さ l [m], 抵抗率 ρ [Ω·m] とすると, 導体の抵抗 R は次式で示される.

$$R = \rho \frac{l}{A} \quad [\Omega] \tag{2.1}$$

つまり, 導体の抵抗は材質が同じであれば, 導体の長さ l [m] に比例し, 導体の断面積 A [m²] に反比例する.

電気抵抗は, その材質・寸法・温度などによっても変化する. 導体の直径 (d) および抵抗率 (ρ) が一定の円形導体の抵抗 R は, 長さ (l) に比例し, 断面積が $\pi d^2/4$ なので, 直径の 2 乗に反比例する.

一般の金属の抵抗は温度が上昇すると抵抗値は増加する. これを抵抗の温度係数が正であるという. これに対し半導体や電解液のように, 温度が上昇すると抵抗値が減少するものは, 抵抗の温度係数が負という.

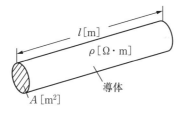

図 2.1
導体の抵抗

表 2.1　金属の電気抵抗

金属	抵抗率 $\rho = \times 10^{-8}$ [Ω·m]	
	0℃	100℃
銀	1.47	2.08
銅	1.55	2.23
金	2.05	2.88
アルミニウム	2.50	3.55
タングステン	4.9	7.3
鉄	8.9	14.7
鉛	19.2	27
ニクロム	107.3	108.3

国立天文台編：理科年表 2016 年，丸善出版

2.1.2　抵抗率と導電率

抵抗率 ρ の逆数 $1/\rho$ を**導電率**（conductivity）といい，物質内の電流の流れやすさを表す．単位には，ジーメンス毎メートル（記号 S/m）を用いる．

導体の抵抗率を ρ [Ω·m]，その導電率を σ [S/m] とすれば，次のような関係がある．

$$\sigma = \frac{1}{\rho} \ [\text{S/m}], \quad \rho = \frac{1}{\sigma} \ [\Omega \cdot \text{m}] \tag{2.2}$$

抵抗率とは，断面積が 1 m² で長さ 1 m の導体の抵抗をいう．主な金属の抵抗率を表 2.1 に示す．合金にすると単体のときよりも抵抗率が大きくなる．つまり，導電率は小さくなる．

2.1.3　抵抗の温度係数

物質の電気抵抗は，銅やアルミニウムなどの一般の金属は温度が上昇すると抵抗値が増加する．それに対し半導体や電解液などは温度が上昇すると抵抗値が減少する性質をもっている．

物質の温度が 1℃ 上昇したとき，増加した抵抗値を元の抵抗値で割った値を抵抗の温度係数という．いま，元の抵抗値を R_t [Ω]，温度が 1 [℃] 上昇したときの抵抗値を r [Ω℃⁻¹] とすると，抵抗の温度係数 α_t は

$$\alpha_t = \frac{r}{R_t} \ [\text{℃}^{-1}] \tag{2.3}$$

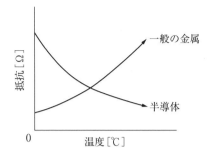

図 2.2
温度による抵抗変化

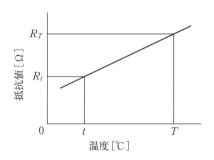

図 2.3
抵抗の温度特性

で表される．図 2.2 のように，温度上昇により抵抗値が上昇する物質の温度係数は正（＋），温度が上昇すると抵抗値が減少する物質は温度係数が負（－）という．

図 2.3 のように，$t[℃]$ における抵抗値を R_t，$t[℃]$ における抵抗の温度係数を $α_t$，物質の温度が $T[℃]$ に変化したときの抵抗値を R_T とすると，$T[℃]$ 時の抵抗値 R_T は

$$R_T = R_t + r(T-t)\, R_t = α_t R_t (T-t) = R_t\{1 + α_t(T-t)\} \quad [Ω] \quad (2.4)$$

となる．また，$T[℃]$ における，温度係数 $α_T$ は

$$α_T = \frac{r}{R_T} = \frac{α_t R_t}{R_t\{1+α_t(T-t)\}} = \frac{α_t}{1+α_t(T-t)} \quad (2.5)$$

である．

2.2 直流回路とその計算

2.2.1 電位の基準と電圧降下

水は高い方から低い方に向かって流れるので，電気回路では，この水位を電位として考えることができる．このとき，電流は電位の高い方から低い方に向かって流れると考える．

図 2.4 に示すように，電位の基準は大地（地球＝アース）にとり，これを電位零と約束している．電圧を大きさで表す場合は，基準（0[V]）と決めた場所からの大きさをいう．

図 2.5 において，電源電圧 E[V]，抵抗 R_1, R_2, R_3 を直列に接続し，回路に流れる電流を I[A] すると，d 点の基準電位に対し，a 点の電位は E[V]，b 点の電位は E よりも IR_1[V] だけ電位が下がり，c 点の電位はさらに b 点よりも IR_2[V] 電位が下がり，d 点では c 点よりも IR_3[V] 電位が下がり基準電位に戻る．

IR_1[V]，IR_2[V]，IR_3[V] は R_1, R_2, R_3 における**電圧降下**（voltage drop）で，これらの総和（$IR_1+IR_2+IR_3$）は電源電圧 E[V] に等しい．

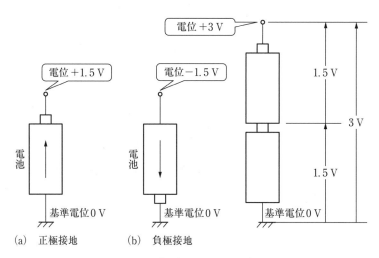

図 2.4 基準電位と電位の正・負

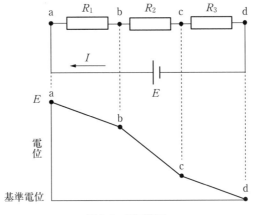

図 2.5　電圧降下

2.2.2　オームの法則

電流の流れを妨げる性質を電気抵抗または単に**抵抗**（resistance）といい，記号 R で表す．抵抗の単位は [Ω] である．

1 A の電流を流すのに 1 V の電圧を要する抵抗を 1 Ω と定める．電気回路に流れる電流 I は，電圧 V に比例し，抵抗 R に逆比例する．すなわち

$$I = \frac{V}{R} \quad [\text{A}] \tag{2.6}$$

となる．この関係を**オームの法則**（Ohm's law）という．

ここで，$\frac{1}{R} = G$ とすると，G は導体に流れる電流の流れやすさを表し，**コンダクタンス**（conductance）という，コンダクタンスの単位には [S]（ジーメンス：Siemens）を用いる．

コンダクタンス G を使って，オームの法則を表すと

$$I = \frac{V}{R} = GV \quad [\text{A}] \tag{2.7}$$

となる．

2.2.3 抵抗の直列接続

抵抗や負荷を次々に1列につないだ場合，これを直列接続という．直列接続では，電流の連続性から，どの抵抗にも同じ電流が流れる．抵抗を直列にしたときの各抵抗に加わる電圧は，それぞれの抵抗に比例して分布する．

図2.6において，各抵抗の端子電圧を，$V_1, V_2, V_3, \cdots, V_n$とすると，$V_1 = IR_1, V_2 = IR_2, V_3 = IR_3, V_n = IR_n$となる．各抵抗の端子電圧の和は電源電圧に等しいので

$$V = V_1 + V_2 + V_3 + \cdots + V_n = IR_1 + IR_2 + IR_3 + \cdots + R_n$$
$$= I(R_1 + R_2 + R_3 + \cdots + R_n)$$

$$R = \frac{V}{I} = R_1 + R_2 + \cdots + R_n \tag{2.8}$$

抵抗の直列接続回路の合成抵抗 R は

$$\therefore \quad R = R_1 + R_2 + \cdots + R_n \tag{2.9}$$

となる．

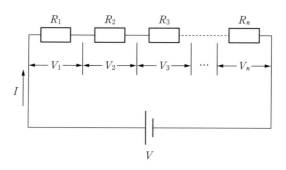

図2.6 直列接続

2.2.4 抵抗の並列接続

抵抗や負荷を並列に接続した場合，これを並列接続という．各抵抗には電源電圧と等しい電圧が各抵抗に加わるので，図2.7において，各抵抗に流れる電流は，$I_1 = \dfrac{V}{R_1}, I_2 = \dfrac{V}{R_2}, I_3 = \dfrac{V}{R_3}$となり，回路に流れる全電流 I は各抵抗に流れ

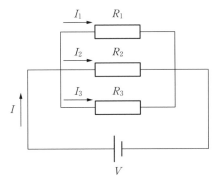

図 2.7 並列回路

る電流の総和に等しいので，$I=I_1+I_2+I_3$ となる．

$$I=\frac{V}{R_1}+\frac{V}{R_2}+\frac{V}{R_3}=V\left(\frac{1}{R_1}+\frac{1}{R_2}+\frac{1}{R_3}\right)$$

$$R=\frac{V}{I}=\frac{V}{V\left(\dfrac{1}{R_1}+\dfrac{1}{R_2}+\dfrac{1}{R_3}\right)}=\frac{1}{\dfrac{1}{R_1}+\dfrac{1}{R_2}+\dfrac{1}{R_3}} \quad (2.10)$$

したがって，$\dfrac{1}{R}=\dfrac{1}{R_1}+\dfrac{1}{R_2}+\dfrac{1}{R_3}$ となり，抵抗を並列に接続したときの，合成抵抗 R の逆数は各抵抗の逆数の和に等しい．

また，合成抵抗 R は

$$\therefore \quad R=\frac{1}{\dfrac{1}{R_1}+\dfrac{1}{R_2}+\dfrac{1}{R_3}} \quad \text{または} \quad R=\frac{R_1R_2R_3}{R_1R_2+R_2R_3+R_3R_1} \quad (2.11)$$

となる．

2.2.5 電流の分流

抵抗が R_1 と R_2 の 2 個が並列に接続されている場合，各抵抗にはそれぞれ同じ大きさの電源電圧が加わっているので，各抵抗に流れる電流を I_1, I_2 とすれば

$$V=I_1\cdot R_1=I_2\cdot R_2 \quad (2.12)$$

すなわち，各分路に流れる電流の大きさは，抵抗に反比例した大きさで分流す

る．また，$I=I_1+I_2$ より，$I_2=I-I_1$ であるから，$I_1 \cdot R_1 = R_2(I-I_1)$．したがって

$$I_1 = I \times \frac{R_2}{R_1+R_2}, \quad I_2 = I \times \frac{R_1}{R_1+R_2} \tag{2.13}$$

上式より，並列回路の各分路の抵抗に流れる電流は，それぞれの抵抗に反比例して分流する．

2.3 複雑な直流回路の計算

2.3.1 抵抗の直並列接続

並列接続された回路に直列に抵抗または負荷を接続した回路を直並列回路という．図 2.8 のような回路の合成抵抗 R は，並列部分の合成抵抗に直列部分の抵抗を加えたものである．

$$R = R_1 + \frac{1}{\frac{1}{R_2}+\frac{1}{R_3}} = R_1 + \frac{R_2 R_3}{R_2+R_3} \quad [\Omega] \tag{2.14}$$

回路に流れる全電流 I [A] は

$$I = \frac{E}{R} = \frac{E}{R_1 + \frac{R_2 R_3}{R_2+R_3}} = \frac{E}{\frac{R_1(R_2+R_3)+R_2 R_3}{R_2+R_3}} = \frac{E(R_2+R_3)}{R_1 R_2 + R_1 R_3 + R_2 R_3} \quad [\text{A}] \tag{2.15}$$

次に，R_2, R_3 に流れる電流 I_2, I_3 は

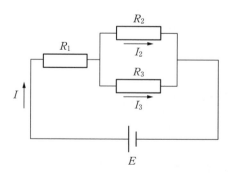

図 2.8　並列回路

$$I_2 = I \times \frac{R_3}{R_2+R_3} = \frac{E(R_2+R_3)}{R_1R_2+R_1R_3+R_2R_3} \times \frac{R_3}{R_2+R_3} = \frac{ER_3}{R_1R_2+R_1R_3+R_2R_3} \quad [\text{A}] \tag{2.16}$$

$$I_3 = I \times \frac{R_2}{R_2+R_3} = \frac{E(R_2+R_3)}{R_1R_2+R_1R_3+R_2R_3} \times \frac{R_2}{R_2+R_3} = \frac{ER_2}{R_1R_2+R_1R_3+R_2R_3} \quad [\text{A}] \tag{2.17}$$

2.3.2　複数の抵抗接続が上下対象な回路

図 2.9 のように,a-b 間で複数の抵抗が上下対象に接続された回路の合成抵抗は,上下対象の 0 点が同電位となるため,この点を切り離して上下 2 つの並列回路として全体の合成抵抗を求める.

なお,図 2.9 のように上下対象な回路において,すべての抵抗が等しいとすると,a 点から回路に流れる電流 I は,どのルートをたどっても,それぞれの抵抗には $I/2$, $I/4$, $I/4$, $I/2$ と分流し,最終的に I となる.したがって,a-b 間に加えられた電圧を E,各抵抗を R とすると,a-b 間の抵抗 R での電圧降下は印加電圧に等しいので

$$E = R \times \frac{I}{2} + R \times \frac{I}{4} + R \times \frac{I}{4} + R \times \frac{I}{2} = \frac{3RI}{2} \tag{2.18}$$

となる.ゆえに,合成抵抗 R_0 はオームの法則より

$$R_0 = \frac{E}{I} = \frac{\frac{3RI}{2}}{I} = \frac{3R}{2} \tag{2.19}$$

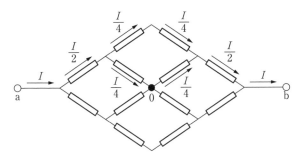

図 2.9　上下対象回路

となる．

2.3.3 ホイートストンブリッジ

図 2.10 のように，4 個の抵抗 R_1, R_2, R_3, R_4 を閉回路となるように接続し，2 つの対角線上に電源 E と検流計 G を接続した回路を**ホイートストンブリッジ**（Wheatstone bridge）という．

原理は抵抗 R_1, R_2, R_3, R_4 のうちどれか 1 つを加減して，検流計 G に流れる電流をゼロにすると，cd 間の電位差がゼロになるから，ac 間と ad 間の電位差が等しくなる．このような状態をブリッジが平衡したという．ブリッジ回路は抵抗の測定に用いられる．

R_1 と R_4 に流れる電流を I_1，R_2 と R_3 に流れる電流を I_2 とすれば

$$R_1 \cdot I_1 = R_2 \cdot I_2 \tag{2.20}$$

さらに

$$R_4 \cdot I_1 = R_3 \cdot I_2 \tag{2.21}$$

式（2.20）と式（2.21）から，検流計に流れる電流が 0 のとき

$$R_1 R_3 = R_2 R_4 \tag{2.22}$$

の関係が成立する．式（2.22）の関係を**ブリッジの平衡条件**という．

ブリッジの平衡条件が成立するとき

$$R_4 = \frac{R_1}{R_2} R_3 \tag{2.23}$$

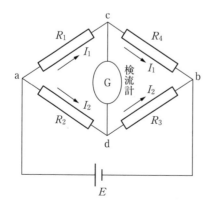

図 2.10
ホイートストンブリッジ

の関係を用いて，ブリッジ回路の未知抵抗 R_4 を知ることができる．

2.3.4 キルヒホッフの法則

2つ以上の起電力や抵抗が複雑に接続された電気回路において，各抵抗に流れる電流やその向きを求めるとき，オームの法則だけでは求められない場合がある．このようなとき，各部に流れる電流大きさやその向きを求める方法の1つに，**キルヒホッフの法則**がある．これには，第1法則と第2法則の2つあり，求める未知数に応じて連立方程式を立てて電流を求める．

a. キルヒホッフの第1法則（電流に関する法則）

回路網中の任意の接合点に流入する電流の総和と流出する電流の総和は等しい．

b. キルヒホッフの第2法則（電圧に関する法則）

回路網中の1つの閉回路において，一定の方向に作用する起電力の代数和は，その方向に生ずる各部の電圧降下の代数和に等しい．

キルヒホッフの法則は，次の手順により問題を解く．

① 閉回路を流れる電流の向きを任意に仮定する．
② 任意の接合点を選び，第1法則によって方程式を立てる．
③ 全枝路を通る閉回路において，それぞれに，第2法則によって方程式を立てる．ここで，仮定した閉回路の方向と同じならプラス（＋），反対ならマイナス（－）とする．
④ できた連立方程式を解く．答えがプラス（＋）なら仮定した電流の向きで正しい．マイナス（－）なら仮定した向きと反対向きに電流が流れる．

いま，図2.11のような回路網において起電力 V_1, V_2 の電池と，R_1, R_2, R_3 の抵抗が接続されているとき，R_2 を流れる電流の大きさと向きをも求めるには，図のように，任意の閉回路において，電流の流れる向きを①，②のように想定し，起電力の代数和は電圧降下の代数和に等しいので，その関係式を作る．ここで，閉回路をたどる方向と同じ方向の起電力および電圧降下を ＋，反対方向を － とする．ただし，電池の内部抵抗は無視する．

次に，回路網の任意の接続点に出入する電流の代数和の関係式を作る．ここ

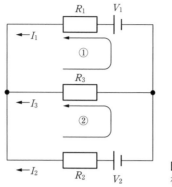

図 2.11
複雑な電気回路網

で，流入を ＋，流出を － とすると代数和は零となる．求まった電流値がマイナス（－）であれば，当初想定した電流の向きとは反対の向きの電流が流れる向きとなる．

$$\left.\begin{array}{l} I_1 R_1 - I_3 R_3 = V_1 \quad \text{①の閉回路} \\ -I_2 R_2 + R_3 I_3 = -V_2 \quad \text{②の閉回路} \\ I_1 + I_2 + I_3 = 0 \end{array}\right\} \quad (2.24)$$

できた連立方程式を解くことによって，電流の大きさと，その向きが求まる．

2.4 電池の接続

2.4.1 電池の内部抵抗

起電力 E[V] の電池に負荷抵抗 R[Ω] を接続した図 2.12 のような直列回路において，スイッチ S を閉じると，電池の内部の抵抗 r[Ω] にも流れるので，回路に流れる電流 I[A] は

$$I = \frac{E}{R+r} \quad [\text{A}] \quad (2.25)$$

で示される．したがって，電池の起電力 E[V] は，$E = I(R+r) = IR + Ir$ となり，電池の両端に現れる電圧は，電池の起電力 E[V] から，電池の内部に生じた電圧降下 Ir[V] を引いた大きさとなる．

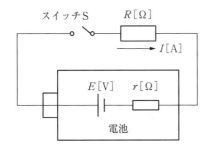

図 2.12
電池の内部抵抗

2.4.2 電池の直列接続

図 2.13 のように,それぞれ等しい起電力 E[V],内部抵抗 r[Ω]の電池 3 個を直列に接続し,これに負荷抵抗 R[Ω]を接続した場合,起電力は $3E$[V],合成抵抗は $(R+3r)$[Ω],回路電流 I[A]は

$$I = \frac{3E}{R+3r} \quad [\text{A}] \tag{2.26}$$

上式より,電池を n 個直列に接続すれば起電力は nE 倍,内部抵抗は nr 倍となる.

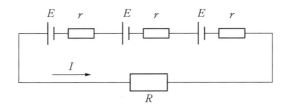

図 2.13 電池の直列接続

2.4.3 電池の並列接続

図 2.14 のように,それぞれ等しい起電力 E,内部抵抗 r の電池を 3 個並列に接続し,これに負荷抵抗 R[Ω]を接続した場合,回路電流を I[A]とすると,それぞれの電池に流れる電流は $I/3$[A],合成起電力は並列なので E[V],電池の内部抵抗がすべて等しいので電池の合成抵抗は $r/3$[Ω].したがって回路全体の合成抵抗 R_0 は $R_0 = r/3 + R$[Ω],回路電流 I[A]は

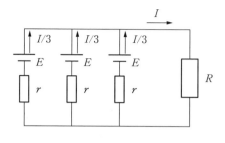

図 2.14
電池の並列接続

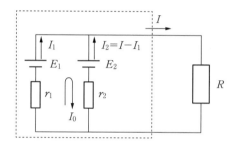

図 2.15
電池の循環電流

$$I = \frac{E}{R_0} = \frac{E}{\dfrac{r}{3}+R} \quad [\text{A}] \tag{2.27}$$

上式より，電池を n 個並列に接続すれば起電力は 1 個の起電力 E に等しく，内部抵抗は r/n 倍となる．

いま，図 2.15 のように，起電力の異なる電池を 2 個並列に接続し，これに外部抵抗 R を接続し，各電池に流れる電流を I_1, I_2 とすると，2 個の電池部分（破線で囲った部分）における起電力と電圧降下との関係式は，$E_1 > E_2$ とすると，キルヒホッフの第 2 法則を用いると

$$E_1 - E_2 = I_1 r_1 - r_2 (I - I_1)$$

となる．よって

$$I_1 = \frac{Ir_2}{r_1+r_2} + \frac{E_1-E_2}{r_1+r_2} \quad [\text{A}], \quad I_2 = \frac{Ir_1}{r_1+r_2} - \frac{E_1-E_2}{r_1+r_2} \quad [\text{A}] \tag{2.28}$$

上式の，$\dfrac{E_1-E_2}{r_1+r_2}$ 部分は，外部抵抗 R に流れる電流には無関係で，2 個の電池の起電力と内部抵抗のみで決まり，これは両電池の内部を流れる電流で，循環

電流 I_0 という.したがって,起電力の異なる電池を並列接続して使用すると,電池内に大きな循環電流が流れて発熱の原因になるとともに電池の消耗を早めることになる.

2.5 電力と熱量

2.5.1 電　力

仕事量が単位時間(1秒間)にどれだけ行われたかを表す量が仕事率である.電気の場合,この仕事率を**電力**(electric power)または**消費電力**という.電力には**ワット**(記号 **W**)という単位を用いる.1W とは,1秒間に1Jの仕事をする量である.したがって,ワットはジュール/秒と同じ単位である.

いま,V[V]の電圧を加え,t 秒間に Q[C]の電荷が移動したときの電力 P[W]は,$Q=I\cdot t$ なので

$$P=V\cdot Q/t=V\cdot I\cdot t/t=V\cdot I \quad [\text{W}] \tag{2.29}$$

ここで,Q/t は1秒間に通過する電荷を表しているから,これは,このとき流れている電流に等しい.

電力は電圧 V と電流 I の相乗積に等しい.すなわち,電圧 V[V],電流 I[A],電力 P[W]とすれば

$$P=V\cdot I=I^2\cdot R=V^2/R \quad [\text{W}] \tag{2.30}$$

である.

2.5.2 電　力　量

ある一定時間内になされた電気の仕事の総量を,その時間内における**電力量**(electric energy)といい,電力量は(電力)×(時間)で表される.単位には,ワット秒(記号 Ws)あるいは**ジュール**(記号 **J**)が用いられる.しかし,一般には電力と時間の積であるワット時(記号 Wh)あるいは,キロワット時(記号 kW·h)が用いられる.

電圧を V[V],t 秒間に移動する電荷を Q[C],電流を $I=Q/t$[A],電力を $P=V\cdot Q/t$[W],電力量を W とすれば,これらの間には次のような関係が成

り立つ．

$$W = P \cdot t = V \cdot I \cdot t \quad [\text{J}] \quad (\because \ P = V \cdot I, \ I = Q/t, \ Q = I \cdot t) \quad (2.31)$$

2.5.3 発生熱量

図2.16のように，抵抗に電流を流すと，抵抗には熱が発生し，抵抗内で消費される電気エネルギーはすべて熱エネルギーに変換される．これを**ジュールの法則**（Joule's law）といい，電流による発熱作用である．発生する熱をジュール熱あるいは抵抗熱という．

抵抗 $R[\Omega]$ に電流 $I[\text{A}]$ が t 秒間流れたとき発生する電力量 W は

$$W = P \cdot t = I^2 \cdot R \cdot t \quad [\text{J}] \text{ または} [\text{W} \cdot \text{s}] \quad (2.32)$$

で示される．この式より，ジュールの法則による発生する電力量は，電流の2乗と抵抗の積に比例する．

電気エネルギー（電力量）が全部熱になるわけだから，ジュールをそのまま熱量の単位に使用できる．

一般に，熱量の単位には**カロリー[cal]** を用いる．

$$1 \, \text{cal} = 4.18605 \, \text{J} \fallingdotseq 4.2 \, \text{J} \quad (2.33)$$

注：1カロリー[cal]とは，質量1[g]の水の温度を1[℃]上昇させるのに必要な熱量である．

$R[\Omega]$ の抵抗に，電流 $I[\text{A}]$ を t 秒間通じたとき発生する熱量 $H[\text{cal}]$ は

$$H = \frac{I^2 R t}{4.18605} \fallingdotseq 0.23912 \, I^2 \cdot R \cdot t \quad [\text{cal}] \quad (2.34)$$

で表される．

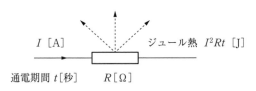

図2.16 ジュールの法則

演習問題

2.1 直径 2 mm,長さ 1 km の導線の抵抗 [Ω] はどれか.ただし,導線の抵抗率は 1.57×10^{-8} Ωm とする.
1. 5×10^{-9} 2. 5×10^{-7} 3. 5×10^{-5}
4. 5×10^{-2} 5. 5

2.2 断面積 $5.0\,\text{mm}^2$,長さ 50 cm の円柱状導線の両端に 6 V の電圧を加えたとき,0.2 A の電流が流れた.導線の抵抗率 [Ω·m] はどれか.
1. 3.0×10^{-4} 2. 3.0×10^{-3} 3. 3.0×10^{-2}
4. 3.0×10^{-1} 5. 3.0

2.3 図(問題 2.3)の回路で B 点を基準としたとき A 点の電位は何 V か.
1. -14 2. -6
3. 4   4. 6
5. 14

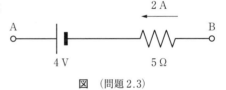

図 (問題 2.3)

2.4 図(問題 2.4)の回路に流れる電流(A)はどれか.ただし,電池の内部抵抗は無視する.
1. 0   2. 0.20
3. 0.33   4. 0.60
5. 1.00

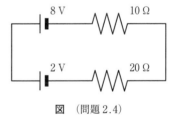

図 (問題 2.4)

2.5 図(問題 2.5)の抵抗回路で,スイッチ S の開閉にかかわらず全電流 I が一定であるための条件はどれか.
1. $R_1 R_2 = R_3 R_4$
2. $R_1 R_3 = R_2 R_4$
3. $R_1 R_4 = R_2 R_3$
4. $R_1 + R_2 = R_3 + R_4$
5. $R_1 + R_3 = R_2 + R_4$

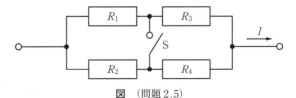

図 (問題 2.5)

2.6 図（問題2.6）の回路の R_1 で消費される電力は R_2 で消費される電力の何倍か．
1. 0.25　　2. 0.5　　3. 1　　4. 2　　5. 4

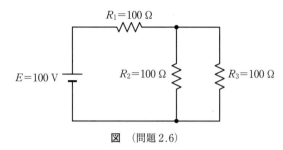

図（問題2.6）

2.7 100 V の電源につなぐと 400 W 消費する抵抗線がある．この抵抗線を 200 V の電源に 8 時間つなぐとき，消費電力量（kW·h）はどれか．
1. 3.2　　2. 6.4　　3. 12.8　　4. 6,400　　5. 12,800

2.8 抵抗 3 Ω と 6 Ω の並列回路に電圧 10 V の直流電源を接続し 30 分間通電したときの消費電力量 [Wh] はどれか．
1. 5.6　　2. 10　　3. 11.1　　4. 25　　5. 45

〈参考文献〉
1) 川島純一，斎藤広吉：電気基礎 上，東京電機大学出版局，2003
2) 髙橋寛監修，増田英二著：わかりやすい電気基礎，コロナ社，2003

3 交流回路

3.1 交流現象

3.1.1 交流波形

図3.1に示すように，一般に時刻tとともに変化するような電圧または電流波形において，Tを定数として

$$f(t+T)=f(t) \tag{3.1}$$

が成立するような波形を**交流電圧・電流**（alternating voltage/current：AC）という．このような波形はT秒ごとに同じ波形が繰り返されるから，Tを**周期**（period）という．また，1秒間に繰り返される周波の数fを**周波数**（frequency）とい，単位に**[Hz]**（ヘルツ）を用いる．周波数fと周期Tの間には次の関係が成立する．

$$f=\frac{1}{T} \quad [\text{Hz}] \tag{3.2}$$

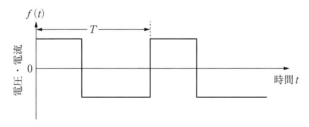

図3.1 交流波形の例

$f(t)$ は任意の瞬間における電圧または電流の波形を表しているから**瞬時値** (instantaneous value) といい，最大となる $f(t)$ の値を**最大値** (maximum value) という．交流電圧・電流の大きさを表すのに最大値の他に**実効値** (effective value) や**平均値** (average value) を用いる．また，波形の指標として**波高率** (peak-to-rms ratio) や**波形率** (form factor) も用いられる．

周期 T の交流波形 $f(t)$ における実効値，平均値，波高率，波形率を次式で定義する．

実効値：
$$\sqrt{\frac{1}{T}\int_0^T f(t)^2 dt} \tag{3.3}$$

平均値：
$$\frac{1}{T}\int_0^T |f(t)| dt \tag{3.4}$$

波高率：
$$\frac{最大値}{実効値} \tag{3.5}$$

波形率：
$$\frac{実効値}{平均値} \tag{3.6}$$

正負対象波形の平均値は1周期の平均をとると0となるので，半周期の平均をとる．

3.1.2 正弦波交流

図 3.2 に示す電圧波形を**正弦波交流電圧** (sin-wave voltage) という（以下の議論は**正弦波交流電流** (sin-wave current) においてもまったく同様に成立する）．正弦波交流電圧の波形は，時間 t の関数として次式で表される．

$$v(t) = V_m \sin(\omega t + \theta) \tag{3.7}$$

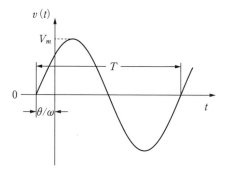

図 3.2
正弦波交流電圧

$v(t)$ は瞬時値, V_m は $v(t)$ の最大値である. ω は**角周波数**（angular frequency）と呼ばれ, 周期 T とは $\omega T = 2\pi$ の関係があるから

$$\omega = \frac{2\pi}{T} = 2\pi f \tag{3.8}$$

の式が成り立つ. θ は $t=0$ のときの瞬時値を決めるので**初期位相**（initial phase）という.

角周波数 ω が等しく, 初期位相 θ が異なる2つの正弦波電流

$$i_1(t) = I_{m1} \sin(\omega t + \theta_1)$$
$$i_2(t) = I_{m2} \sin(\omega t + \theta_2)$$

があるとき, $\theta_1 - \theta_2$ を**位相差**（phase difference）という. $\theta_1 = \theta_2$ のとき $i_1(t)$ と $i_2(t)$ は**同相**（in-phase）であるといい, $\theta_1 > \theta_2$ のとき, $i_1(t)$ は $i_2(t)$ より**位相が進む**（lead）, または, $i_2(t)$ は $i_1(t)$ より**位相が遅れる**（lag）という.

正弦波交流電圧の場合の実効値 V, 平均値 V_a, 波高率, 波形率は次のようになる.

実効値
$$V = \sqrt{\frac{1}{T}\int_0^T V_m^2 \sin^2 \omega t\, dt} = \frac{V_m}{\sqrt{2}} \approx 0.707 V_m \tag{3.9}$$

平均値
$$V_a = \frac{1}{T/2}\int_0^{T/2} V_m \sin \omega t\, dt = \frac{2}{\pi} V_m \approx 0.637 V_m \tag{3.10}$$

波高率
$$\frac{V_m}{V} = \sqrt{2} \approx 1.41 \tag{3.11}$$

波形率
$$\frac{V}{V_a} = \frac{\pi}{2\sqrt{2}} \approx 1.11 \tag{3.12}$$

3.1.3 交流電力と力率

交流回路に流れる電流の瞬時値を $i(t)$, 素子の両端の電圧の瞬時値を $v(t)$ とするとき

$$p(t) = v(t) \cdot i(t) \quad [\text{W}] \tag{3.13}$$

を**瞬時電力**（instantaneous power）という. 周期 T の正弦波交流電流・電圧の場合, 回路を構成する線形素子の電力の平均値は

$$P = \frac{1}{T}\int_0^T p(t) dt \quad [\text{W}] \tag{3.14}$$

で求められ，P を**消費電力**（consumed power）または，**有効電力**（effective power）という．

正弦波交流の電圧と電流の瞬時値をそれぞれ

$$v(t) = V_m \sin(\omega t + \theta_1) \tag{3.15}$$

$$i(t) = I_m \sin(\omega t + \theta_2) \tag{3.16}$$

とすると，任意の時間 t において負荷に供給される瞬時電力 $p(t)$ は

$$p(t) = v(t)i(t) = V_m I_m \sin(\omega t + \theta_1)\sin(\omega t + \theta_2)$$

$$= \frac{1}{2} V_m I_m [\cos(\theta_1 - \theta_2) - \cos(2\omega t + \theta_1 + \theta_2)] \tag{3.17}$$

となる．正弦波交流回路の電圧 $v(t)$，$i(t)$，$p(t)$ の関係を図 3.3 に示す．図において，$p(t)$ が正の期間は負荷が消費する電力を表し，負の期間は負荷から電源に電力を送り返している．つまり，交流による仕事は平均値の電力で表されることを意味している．

消費電力 P は

$$P = \frac{1}{T}\int_0^T p(t)dt = \frac{V_m I_m}{2T}\int_0^T [\cos(\theta_1 - \theta_2) - \cos(2\omega t + \theta_1 + \theta_2)]dt$$

$$= \frac{V_m I_m}{2}\cos(\theta_1 - \theta_2) \tag{3.18}$$

となる．電圧 $v(t)$ と電流 $i(t)$ の実効値をそれぞれ，V，I，電圧 $v(t)$ と電流 $i(t)$ との位相差を $\theta = \theta_1 - \theta_2$ とすれば

$$P = VI\cos\theta \quad [\text{W}] \tag{3.19}$$

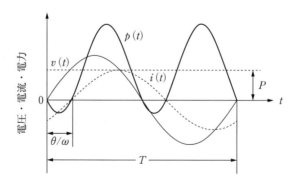

図 3.3　正弦波交流の電圧 $v(t)$，電流 $i(t)$，電力 $p(t)$ の関係

と表すことができて，$\cos\theta$ を**力率**（power factor），θ を**力率角**（power factor angle）という．

したがって，交流回路の場合は，電圧の実効値 V と電流の実効値 I の積は消費電力 P ではなく，単に見かけの電力を表しているにすぎない．この見かけの電力

$$P_s = VI \tag{3.20}$$

を**皮相電力**（apparent power）と呼び，単位には [VA] を用いる．皮相電力は，交流発電機や変圧器などの電源の容量を表す場合によく用いられる．

また

$$P_q = VI\sin\theta \tag{3.21}$$

を**無効電力**（reactive power）といい，単位に [**var**]（バール）を用いる．$\sin\theta$ を**無効率**（reactive factor）という．

3.2 受動素子の働き

3.2.1 線形素子と受動素子

電気回路を構成する素子の中で，素子に流れる電流とそれらの端子電圧との間に比例関係が成り立つ素子を**線形素子**（linear device）という．線形素子にはオームの法則が適用できる．一方で，電流と電圧との間に比例関係が成立しない回路素子を**非線形素子**（non-linear device）といい，オームの法則が適用できない．後で述べるダイオードやトランジスタは代表的な非線形素子である．

基本回路素子である抵抗，コンデンサ，コイルは素子自体が増幅作用をもたないので**受動素子**（passive device）と呼ばれる．トランジスタは増幅作用を有する**能動素子**（active device）である．

3.2.2 抵　　抗

抵抗（resistor）は交流電圧を加えた場合でも，直流と同様に電流と電圧の間にオームの法則が成り立つ．図 3.4 に示す抵抗回路の電流 $i(t)$ と電圧 $v(t)$ の関係を調べてみる．抵抗両端に加える正弦波交流電圧を $v(t) = V_m \sin\omega t$ とする

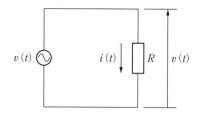

図 3.4
正弦波交流と抵抗回路

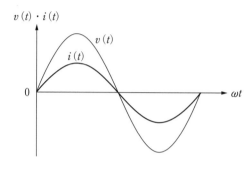

図 3.5
抵抗回路の電流と電圧波形

と，抵抗を流れる電流 $i(t)$ は

$$i(t)=\frac{V_m}{R}\sin \omega t=I_m\sin \omega t \tag{3.22}$$

ただし，$I_m \equiv \frac{V_m}{R}$ とおいた．すなわち抵抗を流れる電流の振幅は電圧の $1/R$ 倍になり，電流と電圧の間に位相差は生じない．また，$\theta=0$ より力率 $\cos\theta=1$ であるから抵抗の電力 P は

$$P=VI \tag{3.23}$$

すなわち，抵抗の消費電力は電圧，電流のそれぞれの実効値の積となる．抵抗回路の電流と電圧の波形を図 3.5 に示す．

3.2.3 コンデンサ

コンデンサ（capacitor）は直流電圧を加えた場合，定常電流は流れない．しかし交流電圧 $v(t)$ を加えた場合，蓄積電荷 $q(t)$ の時間的変化により定常的に交流電流 $i(t)$ が流れる．

図 3.6 に示すコンデンサ回路の電流 $i(t)$ と電圧 $v(t)$ の関係を調べてみる．コ

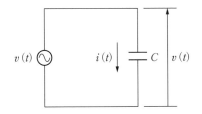

図 3.6 正弦波交流とコンデンサ回路

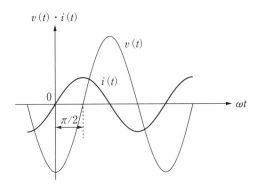

図 3.7 コンデンサ回路の電流と電圧波形

ンデンサの静電容量 C が時間的に一定であれば，$dq(t)=Cdv(t)$ より

$$i(t)=\frac{dq}{dt}=C\frac{dv(t)}{dt} \tag{3.24}$$

したがって，コンデンサ両端の正弦波電圧を $v(t)=V_m\sin\omega t$ とすると

$$i(t)=C\frac{dv(t)}{dt}=\omega CV_m\cos\omega t=\omega CV_m\sin\left(\omega t+\frac{\pi}{2}\right) \tag{3.25}$$

ここで，$\frac{1}{\omega C}\equiv X_C$ とおくと

$$i(t)=\frac{V_m}{X_C}\sin\left(\omega t+\frac{\pi}{2}\right) \tag{3.26}$$

X_C を **容量リアクタンス**（capacitive reactance）と呼び，単位は [Ω] である．すなわちコンデンサは，電圧の周波数に応じて電流の振幅を $I_m=\frac{V_m}{X_C}$ と変え，電流の位相を電圧より 90° 進ませる働きをする．また，$\theta=\frac{\pi}{2}$ より $\cos\theta=0$ と

なり，コンデンサでは電力は消費されない．コンデンサ回路の電流と電圧の波形を図 3.7 に示す．

3.2.4 コイル

コイル（coil）は直流電流に対しては単なる導線にすぎないから，回路上は短絡と考えてよい．しかしコイルに時間的に変化するような電流 $i(t)$ を流すと，電磁誘導により交流磁束 $\Phi(t)$ を生じ，コイルの両端に逆起電力 $v(t)$ が発生する．

図 3.8 に示すインダクタンス回路の電流 $i(t)$ と電圧との関係を調べてみる．自己インダクタンス L のコイルの電磁誘導による誘導電圧 $v(t)$ は磁束 $\Phi(t)$ の時間的変化に等しいから，$d\Phi(t) = L di(t)$ より

$$v(t) = \frac{d\Phi(t)}{dt} = L \frac{di(t)}{dt} \tag{3.27}$$

コイルに $i(t) = I_m \sin \omega t$ の電流を流したとき，コイル両端に生じる逆起電力は

$$v(t) = L \frac{di(t)}{dt} = \omega L I_m \cos \omega t = \omega L I_m \sin\left(\omega t + \frac{\pi}{2}\right) \tag{3.28}$$

ここで，$\omega L \equiv X_L$ とおくと

$$v(t) = X_L I_m \sin\left(\omega t + \frac{\pi}{2}\right) \tag{3.29}$$

X_L をコイルの**誘導リアクタンス**（inductive reactance）と呼び，単位は [Ω] である．すなわちコイルは，電流の周波数に応じて電圧の振幅を $V_m = X_L I_m$ と変え，電圧の位相を電流より 90° だけ進める働きがある．また，$\theta = \frac{\pi}{2}$ より $\cos \theta = 0$ となり，インダクタンスでは電力は消費されない．インダクタンス回路の電流と電圧の波形を図 3.9 に示す．

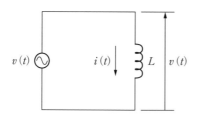

図 3.8
正弦波交流とインダクタンス回路

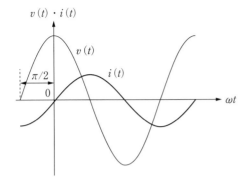

図3.9 インダクタンス回路の電流と電圧波形

3.3 回路と計算

3.3.1 RLC直列回路

これまで述べてきたように，抵抗R，インダクタンスL，コンデンサCの各素子にそれぞれ正弦波交流電流$i(t) = I_m \sin \omega t$が流れているときは，前述のように抵抗，コイル，コンデンサそれぞれの端子電圧$v_R(t)$, $v_L(t)$, $v_C(t)$は

$$v_R(t) = RI_m \sin \omega t,$$

$$v_L(t) = \omega L I_m \sin\left(\omega t + \frac{\pi}{2}\right),$$

$$v_C(t) = \frac{I_m}{\omega C} \sin\left(\omega t - \frac{\pi}{2}\right)$$

である．つまり，抵抗，インダクタンス，コンデンサの各素子に流れる電流を基準にとると，抵抗両端の電圧は電流と同相，インダクタンス両端の電圧は電流より90°進み，逆にコンデンサ両端の電圧は電流より90°遅れる．

図3.10に示すような抵抗，インダクタンス，コンデンサを直列接続した回路（RLC直列回路と呼ぶことにする）の全電圧$v(t)$は，それぞれの端子電圧の和となるから

$$v(t) = v_R(t) + v_L(t) + v_C(t) \tag{3.30}$$

$$= RI_m \sin \omega t + \omega L I_m \cos \omega t - \frac{I_m}{\omega C} \cos \omega t$$

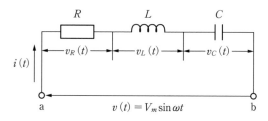

図3.10 RLC 直列回路

$$= RI_m \sin \omega t + \left(\omega L - \frac{1}{\omega C}\right) I_m \cos \omega t$$

$$= \sqrt{R^2 + \left(\omega L - \frac{1}{\omega C}\right)^2} I_m \sin(\omega t + \theta)$$

$$= \sqrt{R^2 + (X_L - X_C)^2} I_m \sin(\omega t + \theta) \tag{3.31}$$

ここで，θ は回路を流れる電流 $i(t)$ と回路の全電圧 $v(t)$ との位相差を表しており

$$\theta = \tan^{-1} \frac{\omega L - \dfrac{1}{\omega C}}{R} = \tan^{-1} \frac{X_L - X_C}{R} \tag{3.32}$$

となる．上式で

$$\sqrt{R^2 + \left(\omega L - \frac{1}{\omega C}\right)^2} = Z \tag{3.33}$$

とおけば

$$V_m = Z I_m \tag{3.34}$$

また，電圧と電流の実効値をそれぞれ V，I とすると

$$V = ZI \tag{3.35}$$

となる．つまり，Z は直流回路の抵抗に相当し，**インピーダンス**（impedance）と呼ぶ．

また，$X = X_L - X_C$ とおけば

$$Z = \sqrt{R^2 + X^2} \tag{3.36}$$

と表すことができて，X を**リアクタンス**（reactance）という．$X > 0$ の場合，回路は誘導性リアクタンスになっていて，回路の全電圧 $v(t)$ は電流 $i(t)$ より θ

だけ進む．すなわち，回路が誘導性のときには遅れ電流が流れる．逆に，$X<0$ の場合，回路は容量性リアクタンスになっていて，回路の全電圧 $v(t)$ は電流 $i(t)$ より θ だけ遅れる．すなわち，容量性回路では進み電流が流れる．誘導リアクタンス X_L と容量リアクタンス X_C が等しいときには，$X=0$ となって，見かけ上は抵抗だけの無誘導回路になる．この状態を**直列共振**（series resonance）という．直列共振については後述する．

この回路の消費電力は

$$P = VI\cos\theta \tag{3.37}$$

である．

3.3.2 正弦波交流回路の記号法

(1) 複素記号法と複素ベクトル

RLC 直列回路の例に示すように，正弦波交流回路では振幅と位相を同時に取り扱う必要がある．このような場合には複素数表示を用いる方が便利である．そこで正弦波交流回路では，電圧と電流の関係の計算には複素数を用いている．複素数を用いた回路計算を**複素記号法**（complex symbolic method）という．

一般に実数と虚数との和によって表される数を**複素数**（complex number）と呼ぶ．a, b を実数とし，$j=\sqrt{-1}$ を虚数単位とすれば，複素数 $\dot{Z}$ は

$$\dot{Z} = a + jb \tag{3.38}$$

で表され，a を複素数 $\dot{Z}$ の**実部**（real part），b をその**虚部**（imaginary part）という．

図 3.11 に示すように，横軸を実数，縦軸を虚数とした**複素平面**（complex plane）を考える．このとき，$\dot{Z}=a+jb$ は原点 0 から点 $P(a, b)$ を結んだ**複素ベクトル**（complex vector）で表すことができる．したがって，複素ベクトル $\dot{Z}$ の大きさ Z は

$$Z = \sqrt{a^2 + b^2} \tag{3.39}$$

となる．また，複素ベクトル $\dot{Z}$ に j および $-j$ を掛ける操作はそれぞれ，$\dot{Z}$ を $\dfrac{\pi}{2}$ だけ進ませる働きおよび $\dfrac{\pi}{2}$ だけ遅らせる働きをする．

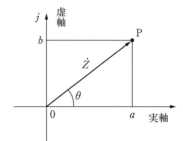

図 3.11
複素平面と複素ベクトル

前述のように，インダクタンス回路およびコンデンサ回路では，それぞれの電流と電圧の位相差は $\frac{\pi}{2}$ となる．したがって，電流および電圧を複素ベクトル $\dot{V}$, $\dot{I}$ で表し，これに $\pm j$ を掛けることで，位相の進めや遅れを表すことができる．

なお，複素記号法では，電流，電圧の大きさはそれぞれ実効値 V, I で表すことにする．

(2) 複素インピーダンス

図 3.10 の回路の $i(t)$, $v_R(t)$, $v_L(t)$, $v_C(t)$ をそれぞれの実効値を用いた複素ベクトル $\dot{I}$, $\dot{V_R}$, $\dot{V_L}$, $\dot{V_C}$ で表すことにする（図 3.12）．$\dot{I}$ を基準（実軸）にとれば，$\dot{V_R}$ は $\dot{I}$ と同相であるから実軸成分のみ，$\dot{V_L}$ は $\dot{I}$ より $\frac{\pi}{2}$ 位相が進むから，虚軸の正の成分のみ，$\dot{V_C}$ は $\dot{I}$ より $\frac{\pi}{2}$ 位相が遅れるから，虚軸の負の成分のみとなる．ab 間に加わる電圧 $\dot{V}$ は $\dot{V_R}$, $\dot{V_L}$, $\dot{V_C}$ のベクトル和として表されるから

$$\dot{V} = RI + j\omega LI + \frac{1}{j\omega C}I = \left[R + j\left(\omega L - \frac{1}{\omega C}\right)\right]I = \dot{Z}I \qquad (3.40)$$

ただし

$$\dot{Z} = R + j\left(\omega L - \frac{1}{\omega C}\right) = R + jX \qquad (3.41)$$

$$Z = \sqrt{R^2 + \left(\omega L - \frac{1}{\omega C}\right)^2} \qquad (3.42)$$

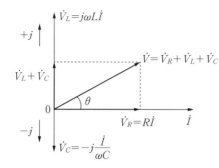

図 3.12
RLC 直列回路の複素ベクトル図

このとき，$\dot{Z}$ の実部は抵抗成分，$\dot{Z}$ の虚部 X はリアクタンス成分を表しており，$\dot{Z}$ を ab 間の**複素インピーダンス**（complex impedance）という．

(3) **複素アドミッタンス**

図 3.13 のように RLC を ab 間に並列に接続し，これに電圧 $v = V_m \sin\omega t$ を加える．このとき，各端子間の電圧はすべて電源電圧に等しいから，R, L, C へ流れる電流 $i_R(t)$, $i_L(t)$, $i_C(t)$ はそれぞれ次式で表される．

$$i_R(t) = \frac{V_m}{R} \sin\omega t$$

$$i_L(t) = \frac{V_m}{\omega L} \sin\left(\omega t - \frac{\pi}{2}\right)$$

$$i_C(t) = \omega C V_m \sin\left(\omega t + \frac{\pi}{2}\right)$$

$\dot{V}$ を基準ベクトルとすると，$\dot{V}$, $\dot{I}_R$, $\dot{I}_L$, $\dot{I}_C$ のベクトルは図 3.14 のようになる．これから

$$\dot{I} = \dot{I}_R + \dot{I}_L + \dot{I}_C$$

$$= \frac{V}{R} + \frac{V}{j\omega L} + j\omega C V = \left[\frac{1}{R} + j\left(\omega C - \frac{1}{\omega L}\right)\right] V \quad (3.43)$$

である．したがって，電流の大きさ I および $\dot{I}$ と $\dot{V}$ の位相差 θ はそれぞれ

$$I = \sqrt{\left(\frac{1}{R}\right)^2 + \left(\omega C - \frac{1}{\omega L}\right)^2} V \quad (3.44)$$

$$\theta = \tan^{-1} \frac{\omega C - \dfrac{1}{\omega L}}{1/R} \quad (3.45)$$

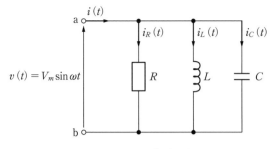

図 3.13 RLC 並列回路

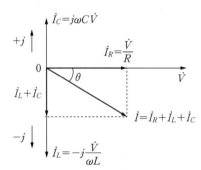

図 3.14
RLC 並列回路の複素ベクトル図

となる．

$$G = \frac{1}{R} \tag{3.46}$$

$$B = \omega C - \frac{1}{\omega L} \tag{3.47}$$

$$\dot{Y} = \frac{1}{R} + j\left(\omega C - \frac{1}{\omega L}\right) = \frac{1}{R} + j\left(\frac{1}{X_C} - \frac{1}{X_L}\right) = G + jB \tag{3.48}$$

とおくと

$$\dot{I} = \dot{Y}V \tag{3.49}$$

$$I = YV \tag{3.50}$$

$$Y = \sqrt{\left(\frac{1}{R}\right)^2 + \left(\omega C - \frac{1}{\omega L}\right)^2} \tag{3.51}$$

と表せて，$\dot{Y}$ を**アドミタンス**（admittance），G を**コンダクタンス**（conductance plateau），B を**サセプタンス**（susceptance）とそれぞれいう．

3.4 共振現象

3.4.1 直列共振

正弦波交流回路では，角周波数 ω が変化すると誘導リアクタンス X_L と容量リアクタンス X_C の大きさが変化するから，インピーダンス $\dot{Z}$ の周波数依存性を考える必要がある．図 3.15 は RLC 直列回路の誘導リアクタンス $X_L = \omega L$ と容量リアクタンス $X_C = \dfrac{1}{\omega L}$，および合成リアクタンス $X = X_L - X_C = \omega L - \dfrac{1}{\omega C}$ が電源の角周波数 ω ($=2\pi f$) とともにどのように変化するかを示したものである．L を流れる電流が一定であれば，X_L は ω に正比例して増加する．一方で，C を流れる電流が一定であれば X_C は ω に反比例して減少する．したがって，ω の変化とともにリアクタンス X の符号が変化するため，回路の全電圧 $\dot{V}$ と電流 $\dot{I}$ の位相差は次のように変化する．

① $X_L < X_C$ の場合：$\omega L - \dfrac{1}{\omega C} < 0$ で回路は容量性となり，$\dot{V}$ は $\dot{I}$ より位相が遅れる． (進み電流)

② $X_L > X_C$ の場合：$\omega L - \dfrac{1}{\omega C} > 0$ で回路は誘導性となり，$\dot{V}$ は $\dot{I}$ より位

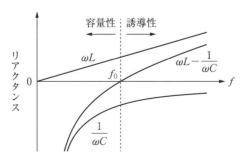

図 3.15　リアクタンスの周波数特性

相が進む．   （遅れ電流）

③ $X_L=X_C$ の場合：このとき，$\omega L - \dfrac{1}{\omega C}=0$（共振条件）となり，回路のリアクタンス成分が 0 となるので，$\dot{V}$ と $\dot{I}$ の位相差はなくなり，回路の電圧と電流は同相となる．この状態を直列共振ということは前述した．共振時の周波数 f_0 を**共振周波数**（frequency of resonance），流れる電流を**共振電流**（resonance current）という．

共振が成立する周波数は，共振条件から

$$f_0 = \dfrac{1}{2\pi\sqrt{LC}} \quad [\text{Hz}] \tag{3.52}$$

となる．

RLC 直列回路が共振状態にあるとき，次のようになる．
① リアクタンス成分は 0 となり，電圧と電流は同相である．
② インピーダンスは最小となり，回路電流は最大となる．
③ インダクタンスの端子電圧とコンデンサの端子電圧は大きさが等しく，位相差は 180° である．
④ 回路の合成インピーダンスは抵抗だけとなり，電源電圧はすべて抵抗に加わる．

回路を流れる電流 I が周波数 f とともにどのように変化するかをグラフに示したものを**共振曲線**（resonant curve）と呼ぶ．RLC 直列回路の抵抗 R の

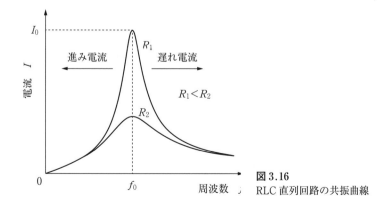

図 3.16
RLC 直列回路の共振曲線

値が R_1 の場合と R_2 の場合（$R_1<R_2$）のそれぞれの場合の共振曲線を図 3.16 に示す．共振周波数 f_0 では，共振電流 $I_0\left(=\dfrac{V}{R}\right)$ は最大になるが，回路の抵抗が小さい方が共振曲線は鋭く，抵抗が大きいほど平坦になる．なお，周波数 f が共振周波数に等しくない場合でも，C または L を変化させることでも完全な共振状態をつくることができる．この場合，RLC 回路を電源周波数 f に **同調**（tuning）させたという．

直列共振状態において，C および L の各端子電圧 V_C, V_L が電源電圧 V の何倍になるかを示す指標

$$Q=\frac{V_C}{V}=\frac{V_L}{V} \tag{3.53}$$

を **尖鋭度**（quality factor），あるいは単に Q という．共振角周波数を ω_0 とすると，共振条件より

$$Q=\frac{\omega_0 L}{R}=\frac{1}{\omega_0 CR}=\frac{1}{R}\sqrt{\frac{L}{C}} \tag{3.54}$$

この式より，$\dfrac{R}{\omega_0 L}\ll 1$ または，$\omega_0 CR\ll 1$ のとき，Q は非常に大きくなり，微弱な電源電圧から大きな電圧を得ることができる．図 3.17 の共振曲線において回路電流が共振電流 I_0 の $\dfrac{1}{\sqrt{2}}$ になる周波数を，f_1, f_2 とするとき，f_2-f_1 を **周波数帯域幅**（frequency bandwidth）B といい，f_0 が同じ場合，B の幅が狭

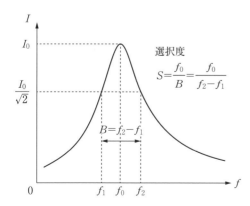

図 3.17
RLC 直列回路の共振曲線と周波数帯域幅

いほど共振曲線は鋭くなる．この鋭さを表すのに f_0 と B の比をとり，これを S とすれば

$$S = \frac{f_0}{B} = \frac{f_0}{f_2 - f_1} \tag{3.55}$$

で表され，S を**選択度**（selectibity）という．RLC 直列共振回路では

$$Q = S \tag{3.56}$$

が成立する．なお，共振回路は種々の電子回路で異なった周波数が混在した信号から特定の周波数 f_0 を選び出す目的で用いられるが，その場合には選択度 S を大きくする必要がある．

3.4.2 並列共振

図 3.18 は RLC 並列回路の抵抗 R の値が R_1 の場合と R_2 の場合（$R_1 > R_2$）のそれぞれの場合について電源の角周波数 ω（$= 2\pi f$）を変化させたとき回路電流がどのように変化するかを示したものである．サセプタンス B が 0，すなわち，$\omega C = \dfrac{1}{\omega L}$ が成立するとき回路電流は最小値をとり，この状態を**並列共振**（parallel resonance）と呼ぶ．このとき，L と C の両端電圧はともに電源電圧 V に等しいので，それぞれ $I_L = \dfrac{V}{\omega L}$，$I_C = \omega C V$ の電流が流れる．しかし，大きさが等しく，互いの位相差が 180°のため，I_L と I_C は LC 並列回路内を循環

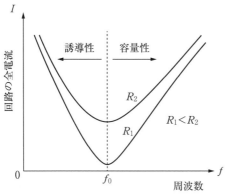

図 3.18
RLC 並列回路の共振曲線

していると考えてよい．したがって，電源からは抵抗 R のみに電流 $I=\dfrac{V}{R}$ を供給する．

並列共振時の共振周波数 f_0 は共振条件 $\omega C=\dfrac{1}{\omega L}$ より

$$f_0 = \frac{1}{2\pi\sqrt{LC}} \quad [\text{Hz}] \tag{3.57}$$

となり，直列共振と同じ式で表される．

なお，電源周波数が f_0 より低い場合には回路電流は遅れ電流（誘導性）となり，f_0 より高い場合には回路電流は進み電流（容量性）となる．

3.5 過 渡 現 象

コンデンサやコイルを含む回路に電圧を加えたり，または回路の電流を遮断したりすると，その瞬間から定常状態に達するまでにある程度の時間を要する．この定常状態に達するまでの期間を**過渡期**（transient time）といい，この期間中の電気現象を**過渡現象**（transient phenomena）という．

3.5.1 RC 回路の充電

図 3.19 に示す RC 直列回路において，スイッチ S を閉じてから t 秒後の**過渡電流**（transient current）を求める．回路電流を $i(t)$ としたとき，抵抗 R，コンデンサ C の両端電圧 $v_R(t)$，$v_C(t)$ はそれぞれ

$$v_R(t) = R i(t) \tag{3.58}$$

$$v_C(t) = \frac{1}{C} q(t) \tag{3.59}$$

また，キルヒホッフの第 2 法則より

$$v_R(t) + v_C(t) = E \tag{3.60}$$

したがって

$$R i(t) + \frac{q(t)}{C} = E \tag{3.61}$$

電流の定義より $i(t) = \dfrac{dq(t)}{dt}$ であるから，RL 直列回路の**回路方程式**（circuit equation）は

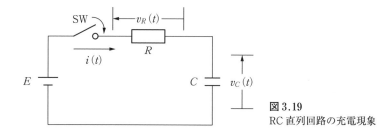

図 3.19
RC 直列回路の充電現象

$$R\frac{dq(t)}{dt}+\frac{q(t)}{C}=E \tag{3.62}$$

の**微分方程式**（differential equation）となる．初期条件 $t=0$ で $q(0)=0$ の下でこの微分方程式を解くと

$$q(t)=CE\left(1-e^{-\frac{1}{CR}t}\right) \tag{3.63}$$

となり，過渡電流 $i(t)$ は

$$i(t)=\frac{dq(t)}{dt}=\frac{E}{R}e^{-\frac{1}{RC}t} \tag{3.64}$$

ここで，$RC=\tau$ とおいて，τ を RC 回路の**時定数**（time constant）という．τ の単位は秒である．過渡電流 $i(t)$ の波形は図 3.20 のようになる．すなわち，スイッチが閉じられてから時定数に等しい時間 τ 秒後には電流は初期値 $\frac{E}{R}$ の $\frac{1}{e}$（約 37%），2τ 秒後には $\frac{1}{e^2}$（約 14%）と，過渡電流は指数関数的に減少していき，時間が十分経過すると定常電流は流れなくなる．したがって，回路の時定数が小さいということは，過渡状態が短時間に終了し電流の変化が速いことを意味する．この図において，$t=0$ での $i(t)$ の接線と $i(t)=0$ の時間軸との交点は時定数 τ に等しい．

また，スイッチを閉じた後の抵抗 R，コンデンサ C の端子電圧はそれぞれ

$$v_R(t)=Ri(t)=E\,e^{-\frac{1}{RC}t} \tag{3.65}$$

$$v_C(t)=E-v_R(t)=E\left(1-e^{-\frac{1}{RC}t}\right) \tag{3.66}$$

で与えられる．図 3.21 にそれぞれの波形を示す．

回路時定数より十分時間が経過した後，すなわち $t\gg\tau$ のときのコンデンサ

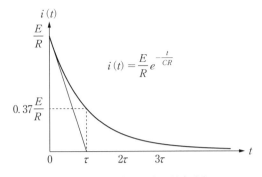

図 3.20 RC 直列回路の過渡電流

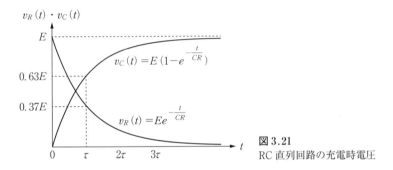

図 3.21
RC 直列回路の充電時電圧

C の端子電圧は

$$v_C(t) \fallingdotseq E \tag{3.67}$$

となり，コンデンサ C が電源電圧 E まで充電された時点で回路電流は流れなくなる．

3.5.2 RC 直列回路の放電

図 3.22 でスイッチ S を①側に閉じてコンデンサ C を電源電圧 E まで充電した後，S を②側に閉じてコンデンサ C を放電させた場合を考える．このときの回路方程式は

$$Ri(t) + \frac{q(t)}{C} = 0 \tag{3.68}$$

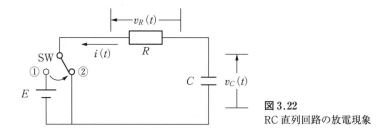

図 3.22 RC 直列回路の放電現象

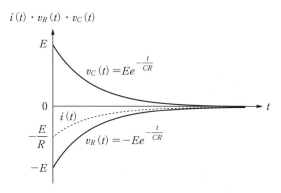

図 3.23 RC 直列回路の放電時の $i(t)$, $v_R(t)$, $v_C(t)$ の関係

初期条件 $t=0$, $q(0)=CE$ の下でこの微分方程式を解くと

$$i(t)=\frac{dq(t)}{dt}=-\frac{E}{R}e^{-\frac{1}{CR}t} \tag{3.69}$$

負の符号は放電時の電流の向きが充電時と逆向きであることを示している.

また, 放電時の抵抗 R, コンデンサ C の端子電圧はそれぞれ

$$v_R(t)=Ri(t)=-Ee^{-\frac{1}{CR}t} \tag{3.70}$$

$$v_C(t)=-v_R=Ee^{-\frac{1}{CR}t} \tag{3.71}$$

となり, 時間とともにそれぞれ指数関数的に減少していく. 放電時の $i(t)$, $v_R(t)$, $v_C(t)$ を図 3.23 に示す.

3.5.3 RC直列回路の微分・積分動作

図 3.24 の RC 直列回路に $t=0$ で立ち上がるステップ電圧信号 $e(t)$ を入力したときの，抵抗 R とコンデンサ C の**応答特性**（response characteristic）を調べてみる．

このステップ入力に対する回路方程式は

$$e(t) = v_R(t) + v_C(t) \tag{3.72}$$

このとき，$v_R(t)$，$v_C(t)$ はそれぞれ式 (3.65)，(3.66) で与えられる．

いま，$t=0$ でコンデンサに電荷が蓄えられていないとすると，ステップ電圧が印加されてから t 秒後のコンデンサ電圧 $v_C(t)$ は

$$v_C(t) = \frac{1}{C} \int i(t) dt \tag{3.73}$$

で与えられるから，時定数より十分時間が経過した後，すなわち $t \gg \tau$ では

$$v_C(t) \fallingdotseq e(t) \tag{3.74}$$

と考えてよいので

$$e(t) \fallingdotseq \frac{1}{C} \int i(t) dt \tag{3.75}$$

と近似できる．

上式の両辺を時間で微分すると

$$i(t) \fallingdotseq C \frac{de(t)}{dt} \tag{3.76}$$

このとき，抵抗両端の電圧 $v_R(t)$ は

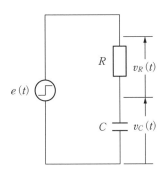

図 3.24
RC 直列回路のステップ応答

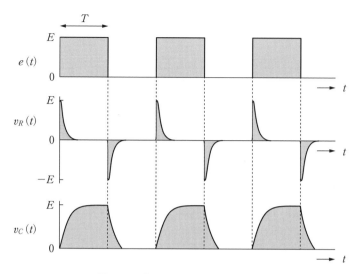

図 3.25 微分回路の波形 ($RC \ll T$)

$$v_R(t) = Ri(t) \fallingdotseq RC \frac{de(t)}{dt} \tag{3.77}$$

と近似することができ，$v_R(t)$ は $e(t)$ の時間微分と考えてよい．つまり，RC 直列回路は $t \gg \tau$ の下で微分回路として働くことを示している．

図 3.24 の入力電圧 $e(t)$ として方形波パルスの周期電圧を考え，CR 回路の時定数 $\tau = RC$ の値が方形波 $e(t)$ のパルス幅 T よりも十分小さい場合の $v_R(t)$ と $v_C(t)$ の時間的変化を図 3.25 に示す．$v_R(t)$ が微分回路の波形を示している．

次に，$t \ll \tau$ の場合を考える．この時間の範囲では

$$v_R(t) \gg v_C(t) \tag{3.78}$$

と考えてよいので

$$e(t) \fallingdotseq v_R(t) = Ri(t) \tag{3.79}$$

より

$$i(t) \fallingdotseq \frac{1}{R} e(t) \tag{3.80}$$

と近似できる．このときのコンデンサ C の両端電圧と電流の関係は

$$v_C(t) = \frac{1}{C} \int i(t) dt \fallingdotseq \frac{1}{RC} \int e(t) dt \tag{3.81}$$

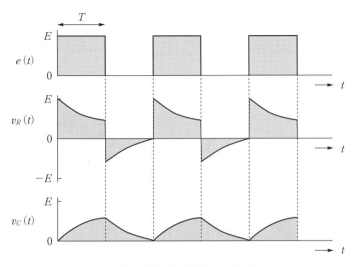

図 3.26　積分回路の波形（$RC \gg T$）

したがって，コンデンサの両端電圧は入力電圧 $e(t)$ の時間積分と考えてよい．つまり，RC 直列回路は $t \ll \tau$ の下で積分回路（integrating circuit）として働くことを示している．

図 3.24 の入力電圧 $e(t)$ として方形波パルスの周期電圧を考えるとき，CR 回路の時定数 $\tau = RC$ の値が方形波 $e(t)$ のパルス幅 T よりも十分大きい場合の $v_R(t)$ と $v_C(t)$ の時間的変化を図 3.26 に示す．$v_C(t)$ が積分回路の波形を示している．

3.5.4　RL 回路の過渡現象

図 3.27 に示す RL 直列回路において，スイッチ S を閉じてから t 秒後の電流を求める．回路電流を $i(t)$ とするとき，抵抗 R，インダクタンス L の両端電圧 $v_R(t)$，$v_L(t)$ はそれぞれ

$$v_R(t) = Ri(t) \tag{3.82}$$

$$v_L(t) = L\frac{di(t)}{dt} \tag{3.83}$$

また，キルヒホッフの第 2 法則より

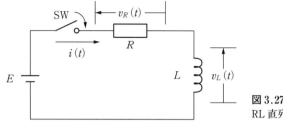

図 3.27 RL 直列回路の過渡現象

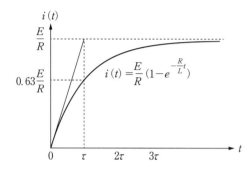

図 3.28 RL 直列回路の過渡電流

$$v_R(t)+v_L(t)=E \tag{3.84}$$

したがって，回路方程式は

$$Ri(t)+L\frac{di(t)}{dt}=E \tag{3.85}$$

となる．初期条件 $t=0$ で $i(0)=0$ におけるこの微分方程式の解は

$$i(t)=\frac{E}{R}\left(1-e^{-\frac{R}{L}t}\right) \tag{3.86}$$

となり，過渡電流 $i(t)$ の波形は図 3.28 のようになる．ここで，時定数を $\tau=\dfrac{L}{R}$ とおくと，スイッチが閉じられてから時定数に等しい時間 τ 秒後には電流は定常電流の約 63%，2τ 秒後には約 86% と増加していき，時間が十分経過した後には一定の直流電流となる．回路の時定数が小さくなるほど過渡状態が短時間に終了し，電流の立ち上がりが速くなる．この図において，$t=0$ での $i(t)$ の接線と定常値電流 $\dfrac{E}{R}$ の延長線との交点の時間は時定数 τ に等しい．

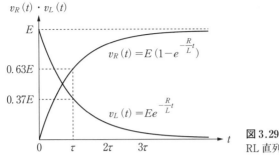

図 3.29
RL 直列回路の過渡電圧

また，スイッチを閉じた後の抵抗 R，インダクタンス L の端子電圧はそれぞれ

$$v_R(t) = Ri(t) = E\left(1 - e^{-\frac{t}{\tau}}\right) \qquad (3.87)$$

$$v_C(t) = L\frac{di(t)}{dt} = Ee^{-\frac{t}{\tau}} \qquad (3.88)$$

で与えられる．図 3.29 にそれぞれの波形を示す．

回路時定数より十分時間が経過した後，すなわち $t \gg \tau$ のとき抵抗の R の電圧降下は

$$v_R(t) \fallingdotseq E \qquad (3.89)$$

となり，インダクタンスの電圧降下の最終値は 0 となる．

RL 回路でも RC 回路と同様に微分・積分動作があるが，ここでは省略する．

=== 演習問題 ===

3.1 実効値が 10 A で位相が正弦波電圧 $e = 100\sin(\omega t)$ [V] より $\frac{\pi}{6}$ ラジアン遅れている正弦波電流の瞬時値を表す式はどれか．

1. $\frac{10}{\sqrt{2}}\sin\left(\omega t - \frac{\pi}{6}\right)$
2. $\frac{10}{\sqrt{2}}\sin\left(\omega t + \frac{\pi}{6}\right)$
3. $10\sin\left(\omega t - \frac{\pi}{6}\right)$
4. $10\sqrt{2}\sin\left(\omega t + \frac{\pi}{6}\right)$
5. $10\sqrt{2}\sin\left(\omega t - \frac{\pi}{6}\right)$

3.2 $\nu = 200\sin\left(942t + \frac{\pi}{3}\right)$ で表される交流電圧の周波数 [Hz] はどれか．ただし，t

は時間 [s] とする.
1. 60　　2. 100　　3. 150　　4. 180　　5. 200

3.3 正弦波交流の実効値 V_e と平均値 V_a との比（$V_e : V_a$）はどれか.
1. $\pi : 1$　　2. $\pi : \sqrt{2}$　　3. $\pi : \sqrt{3}$　　4. $\pi : 2$　　5. $\pi : 2\sqrt{2}$

3.4 静電容量 C のコンデンサ回路に E sin ωt の交流電圧を加えたとき，流れる電流を表す式はどれか.
1. $\dfrac{E}{\omega C} \sin\left(\omega t - \dfrac{\pi}{2}\right)$　　2. $\omega C E \sin\left(\omega t - \dfrac{\pi}{2}\right)$　　3. $\omega C E \sin \omega t$
4. $\omega C E \sin\left(\omega t + \dfrac{\pi}{2}\right)$　　5. $\dfrac{E}{\omega C} \sin\left(\omega t + \dfrac{\pi}{2}\right)$

3.5 図（問題 3.5）の回路で 45 V の直流電圧を加えると 0.5 A の電流が流れた．45 V の交流電圧を加えた場合の電流は何 A か．
1. 0.18　　2. 0.20
3. 0.30　　4. 0.38
5. 0.45

図 （問題 3.5）

3.6 自己インダクタンスが 5 mH のコイルに実効値 1 V, 50 kHz の高周波電圧を加えた．
コイルに流れる電流は何 mA か．
1. 0.64　　2. 1.59　　3. 6.37　　4. 15.9　　5. 63.7

3.7 インピーダンス負荷に 100 V の正弦波交流電圧を加えたとき，流れた電流の大きさが 5 A，位相遅れが $\dfrac{\pi}{3}$ rad であった．この負荷の複素インピーダンス〔Ω〕はどれか．
1. $10 - j\,10\sqrt{3}$　　2. $10 + j\,10\sqrt{3}$　　3. $16 + j\,12$
4. $20 + j\,20\sqrt{2}$　　5. $20 - j\,20\sqrt{2}$

3.8 図（問題 3.8）の回路で I＝1 A のとき，コイルに流れる電流は何 A か．
1. 0　　2. 1　　3. 2　　4. 10　　5. 20

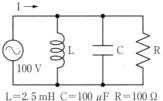

図　(問題 3.8)

3.9 正弦波交流回路の電圧波形 v と電流波形 i を図（問題 3.9）に示す．消費電力 [W] に最も近いのはどれか．
1. 38　　2. 65
3. 75　　4. 130
5. 150

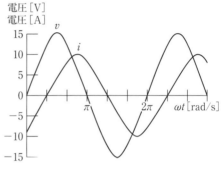

図　(問題 3.9)

3.10 R，L 及び C で構成される共振回路で正しいのはどれか．
1. 直列共振では共振時に電流が最小になる．
2. 並列共振では共振時に電流が最大になる．
3. 直列共振では共振時に L と C の両端電圧は等しい．
4. 並列共振では共振時に L と C に流れる電流は等しい．
5. 直列共振では共振時の R の両端電圧は電源電圧より大きい．

3.11 R=20 kΩ，L=200 mH，C=20 pF の R-L-C の直列共振回路がある．コイルのインダクタンスを一定のまま共振周波数を2倍にするとき，コンデンサの静電容量 [pF] はどれか．
1. 5　　2. 10　　3. 20　　4. 40　　5. 80

3.12 図（問題 3.12）の回路でスイッチ S を閉じてから 0.2 秒後の電流 i は何 A か．ただし，自然対数の底 e=2.7，スイッチを閉じる前の C に電荷はないものとする．
1. 1.0×10^{-3}　　2. 2.7×10^{-3}　　3. 1.0×10^{-2}

4. 2.7×10^{-2} 5. 6.3×10^{-2}

3.13 図 (問題 3.13) の回路で,$100\,\mu\text{F}$ のコンデンサ C を 4.8 V に充電した後,スイッチ S を閉じた.時間が無限に経過する間に抵抗 R を流れる電子数 [個] はどれか.
1. 3×10^6 2. 3×10^9 3. 3×10^{12}
4. 3×10^{15} 5. 3×10^{21}

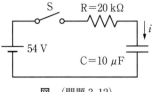

図 (問題 3.12)

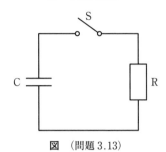

図 (問題 3.13)

4 半導体

現在のコンピュータネットワーク基盤は，半導体デバイスの急速な技術発展により実現した．その成果として，デジタルデータが高速に処理できるようになり，医用画像診断機器の技術向上に大きく貢献している．半導体素子を学ぶことは，日々扱う医療機器の操作に必要不可欠な基礎知識である．

4.1 基本的性質

身の回りにある物質を電気的な物性の観点から分類すると，導体，絶縁体，半導体の3種類になる．金属は一般に電気をよく通すので導体である．絶縁体は電気伝導に寄与する電子が存在しないために電気抵抗が非常に大きく絶縁性が高い．半導体の抵抗率は約 $10^{-4} \sim 10^6 [\Omega \cdot m]$ と幅広く変化し，さまざまな条件によって電流を流したり止めたりできるのが特徴である．元素は Si（シリコン），Ge（ゲルマニウム），Se（セレン）等が代表的である．

電流の担い手は正・負の電気を帯びた粒子であり，これを**キャリア**（carrier）と呼ぶ．導体のキャリアは自由電子のみである．一方で，半導体では自由電子と正孔の2種類のキャリアがともに電流を形成する点が導体の電流との大きな相違点である．

4.1.1 固体のエネルギー帯構造（エネルギーバンドモデル）

原子が結合して結晶を作ると，軌道電子が互いに影響を受けて，軌道電子の

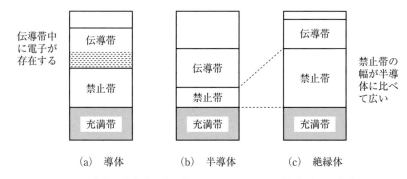

図4.1 導体・半導体・絶縁体のエネルギーバンド構造（$T=0\,[\mathrm{K}]$）

エネルギー準位がある幅をもつようになる．これを**エネルギー帯**（energy band）と呼ぶ．固体のエネルギー帯構造は大きく分けると電子の存在が許されない**禁止帯**（forbidden band）と電子が存在できる**許容帯**（allowed band）に分けられる．許容帯はさらに電子が充満した**充満帯**（filled band）または**価電子帯**（valence band）と電子の入る余地のある**伝導帯**（conduction band）に分かれる（図4.1）．

伝導帯中の電子は電界により容易に移動できるので自由キャリアとして働くが，充満帯中の電子は見かけ上移動できない．金属が電気をよく通すのは，伝導帯が部分的に満たされ，自由電子が外部電界により自由に移動できるからである．半導体と絶縁体のエネルギー帯構造はまったく同種で，絶対温度0[K]では伝導帯は電子の存在しない空帯となっていて電気伝導は行われない．しかし，半導体の禁止帯の幅は絶縁体に比べ非常に狭い（2 eV以下）ので，熱エネルギーにより充満帯の電子が禁止帯を超えて伝導帯に上がり伝導電子となり得る．これが半導体が条件によって絶縁体や導体に変化する理由のひとつである．その結果，充満帯には電子の抜けた孔ができる．この電子の抜け穴を**正孔**（hole：ホール）と呼ぶ．正孔も外部電界により移動することができるので（電子より遅い）電気を運ぶことができる．半導体と金属の電気伝導の違いは，金属の自由キャリアは自由電子のみであるのに対し，半導体は伝導帯中の自由電子と，価電子帯中の正孔の両方が同時に電気を運ぶことである．同一電界に対して電子と正孔の移動方向は逆向きとなる．したがって半導体中の電気伝導

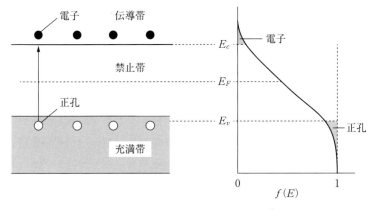

図 4.2 真性半導体と Fermi 分布関数[1]

を考える場合は常に電子と正孔の両方を考える必要がある（図 4.2）．

4.1.2 半導体中の自由キャリアの密度

半導体の電気伝導度は伝導帯にある自由電子や充満帯にある正孔の数に依存する．このキャリア密度は次式の Fermi 分布関数 $f(E)$ で与えられる．

$$f(E) = \frac{1}{\exp\left(\dfrac{E-E_F}{kT}\right)+1} \tag{4.1}$$

$f(E)$ は絶対温度 T [K] の状態でエネルギー準位 E に電子が存在する確率を表している．E_F は電子の存在確率が 0.5（50%）となるエネルギーレベルであり，**フェルミ（Fermi）準位**と呼ばれる．k は**ボルツマン定数**（1.38×10^{-23} J/K）である．

図 4.2 の右側のグラフは，この Fermi 分布関数とバンドとの関係を表している．温度 T が絶対零度（$E-E_F<0$ とし，T を 0 に近づける）では，$f(E)=1$ となり，E_F より低いエネルギー準位にすべての電子が存在することになる．一方，温度 T が高くなると，E_F より低いエネルギー準位の電子が減少して E_F より高いエネルギー準位の電子に置き換わり，充満帯の電子が抜けた穴が正孔として増加する．図 4.2 のグラフでは伝導帯まで伸びてきているわずかな裾野が伝導帯に上がった電子を表している．また，後述する不純物半導体で

は，フェルミ準位 E_F が上下に移動することになる．

4.1.3 真性半導体と不純物半導体

(1) 真性半導体

不純物のない純粋な半導体を真性半導体（intrinsic semiconductor：I形半導体）という．真性半導体の代表的なものはシリコン（Si）とゲルマニウム（Ge）である．SiやGeのような4族元素は4個の価電子（最外殻電子）をもっており，単結晶を形成するときには，周囲の4個の原子がそれぞれ1個ずつ価電子を出し合って，図4.3のような共有結合を形成する．このとき，フェルミ準位は禁制帯の中央に位置する．また，真性半導体では常温では自由電子数と正孔の数が等しいという特徴をもつ．しかし，その数は少なく電気伝導性はほとんどない．

SiやGeを半導体素子材料として使用するためには，天然材料から純粋なSi結晶やGe結晶を精製する必要がある．その純度はSiで99.9999999999％（twelve-nine），Geで99.9999999％（nine-nine）程度が実現されている．

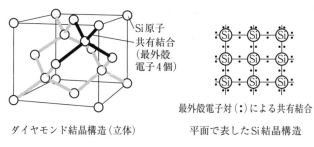

図4.3 真性半導体の結晶構造（Si）

(2) 不純物半導体

SiやGeの真性半導体結晶に他の元素（これを一般に不純物という）を極微量（100万分の1〜1000分の1程度）混入したものを不純物半導体または外因性半導体（extrinsic semiconductor）という．その不純物濃度によってキャリアの数を調節することができるので電気伝導度を幅広く変化させることができる．

(a) n形半導体

n形半導体（n-type semiconductor）はSiの真性半導体（価電子4個）に

表 4.1 不純物半導体の不純物と極性

III	IV	V	VI	VII	0
B	C	N	O	F	Ne
Al	Si	P	S	Cl	Ar
Ga	Ge	As	Se	Br	Kr
In	Sn	Sb	Te	I	Xe

周期表（一部）

▨：不純物の対象元素

極性	価数	不純物原子の総称	元素例	多数キャリア	少数キャリア
n形	5	ドナー	P/As/Sb	電子	正孔（hole）
原材料	4		Si, Ge		
p形	3	アクセプタ	B/Al/Ga/In	正孔（hole）	電子

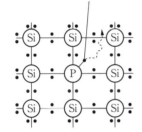

(a) n形半導体：P（リン）を混入した場合の例（自由電子が発生）

共有結合に関与しない余った電子（自由電子へ）

最外殻電子（•）による共有結合

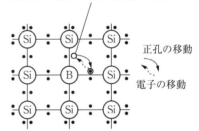

(b) p形半導体：B（ホウ素）を混入した場合の例（正孔（hole）が発生）

共有結合に不足する電子の欠落（正孔（hole））
（隣接する電子が移動することで正孔が移動する）

正孔の移動
電子の移動

最外殻電子（•）による共有結合

図 4.4 不純物半導体の結晶構造

不純物としてヒ素（As），リン（P），アンチモン（Sb）などの5個の価電子をもつ原子を微量混入したものである．加えた5価の不純物をドナー（donor）という．n形半導体では共有結合に関係しない軌道電子が1個だけ余る．余った電子は原子核との結合が弱いため，伝導帯 E_c の直下にドナー準位と呼ばれるエネルギー準位を形成する．**ドナー準位にある電子は常温程度の熱エネルギーでほとんどすべてが伝導帯に上がり，自由電子として振る舞う**．不純物

添加によって生じたキャリアは**多数キャリア**（majority carrier）と呼ばれる．つまりn形半導体の多数キャリアは自由電子である（表4.1，図4.4，図4.5）．

(b) p形半導体

p形半導体（p-type semiconductor）はSiの真性半導体（価電子4個）に不純物としてホウ素（B），アルミニウム（Al），ガリウム（Ga），インジウム（In）などの3価原子を微量混入した不純物半導体である．加えた3価の不純物を**アクセプタ**（acceptor）という．p形半導体では共有結合に必要な軌道電子が1個だけ不足するため，アクセプタは充満帯の上端部 E_v のすぐ上に**アクセプタ準位**と呼ばれるエネルギー準位を形成する．アクセプタ準位は充満帯のすぐ上にあるため，常温程度の熱エネルギーでは，すべてのアクセプタ準位が充満帯から上がった電子で埋められると考えてよい．その結果，充満帯には禁止帯を超えて伝導帯に上がった電子による正孔とは別に，アクセプタ準位に上がった電子の個数分の多数の正孔が生じる．つまりp形半導体の多数キャリ

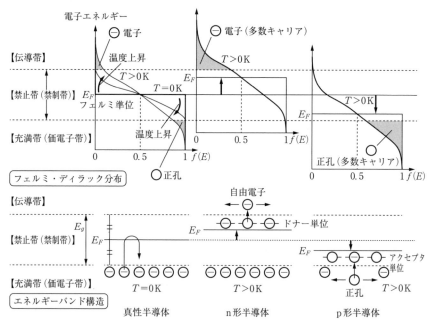

図4.5　フェルミ・ディラック分布と不純物半導体のエネルギーバンド構造

アは正孔である（表4.1，図4.4，図4.5）．

充満帯の電子が1つの正孔に移動すると，その電子の元の位置には新たに1つの正孔ができることになる．したがって，負の電荷をもつ電子の動きは見かけ上は，正の電荷を有する正孔が電子の移動方向と逆向きに移動していると考えてよい．そこで，p形半導体を扱うときは，正孔が電位の低い方向に動いて電流が流れると考える．

4.1.4 半導体の電気伝導

不純物半導体の電気伝導は主に多数キャリアによるものと考えてよい．その電気伝導には①ドリフト電流，②拡散電流，③再結合電流が考えられる（図4.6）．

① ドリフト電流

キャリアが外部電界による力を受けて移動することで生じる電流をドリフト電流（drift current）という．ドリフト電流の大きさは，電界の大きさ，不純物濃度，温度，結晶の種類によって決まる．

② 拡散電流

半導体結晶の一部に電子密度の大きい部分があると，キャリアの密度勾配が生じ，電子が結晶中に広がるように移動する．この電流を拡散電流（diffusion current）という．拡散電流は後述するダイオードやトランジスタでは，非常

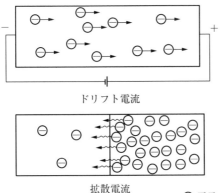

図4.6 ドリフト電流と拡散電流

に重要な役目をしている．

③ 不純物半導体に少数キャリアを注入したとき，電子と正孔が結び付くことを**再結合**（re-combination）といい，このとき電流が流れる．

4.2 整流素子

4.2.1 半導体ダイオード

(1) pn 接合

1つの半導体結晶として p 形半導体と n 形半導体を接合したものを pn 接合（PN junction）という．pn 接合が形成されると，接合面付近ではおのおのの多数キャリアである電子と正孔が濃度勾配によって相互に拡散し，電子と正孔が結合する．そのため，接合面付近では陽イオンになったドナー原子と陰イオンとなったアクセプタ原子だけが残るため，n 形から p 形の方向に**電界**が生じる．このとき，接合面付近にはキャリアの存在しない領域ができ，この領域を**空乏層**（depletion layer）という．空乏層の中に生じた電界は多数キャリアの拡散を抑制する方向に作用し，空乏層はそのバランスがとれるまで広がり平衡状態となる．

(2) pn 接合の性質

pn 接合の両端の n 形側に負，p 形側に正の電圧を印加することを順方向バイアスという．順方向バイアスをかけると，多数キャリアが電界に引かれて移動し，接合面を通過して電流が流れる．

一方で，n 形側に正，p 形側に負の電圧を印加することを逆方向バイアスという．逆方向バイアスをかけると，多数キャリアが電界に引かれて互いに両電極側に移動するため，空乏層の幅が広がり，電流は流れない．つまり，pn 接合には電圧を加える向きによって電流を流したり，流さなかったりする働きがある．これを**整流作用**という．X 線管に相当する二極真空管も同じ作用を示す（図 4.7，図 4.8）．

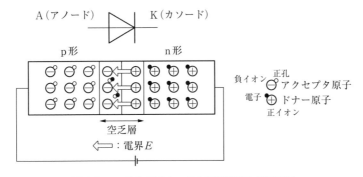

図 4.7 pn 接合ダイオードの内部構造と電気記号

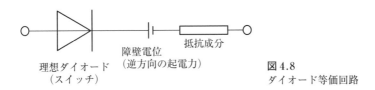

図 4.8 ダイオード等価回路

(3) pn 接合ダイオードの電圧-電流特性

整流作用のある二端子素子の総称を**ダイオード**（diode）という．整流作用を目的としたダイオードの2つの端子はそれぞれ**アノード**（anode：陽極）と**カソード**（cathode：陰極）と呼ばれる．ダイオードに順方向バイアスを加えると，アノードからカソードの向きに電流が流れる．

ダイオードに加えた電圧と流れる電流との関係を電圧-電流特性という（図 4.9，図 4.10）．

ダイオードの電圧-電流特性は，次のショックレーの式で与えられる．

$$I = I_s \left(e^{\frac{eV}{kT}} - 1 \right) \tag{4.2}$$

ここで，I_s は逆方向飽和電流といい，不純物濃度，接合面積などで決まる定数である．e, k, T はそれぞれ電子の電荷量，ボルツマン定数および絶対温度である．したがって，ダイオードに順方向電圧を加えた場合の電圧-電流特性は指数関数的に変化し，逆方向電圧を加えた場合は，バイアス電圧に関係なく

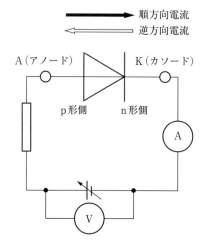

図 4.9 pn接合ダイオードの静特性評価回路

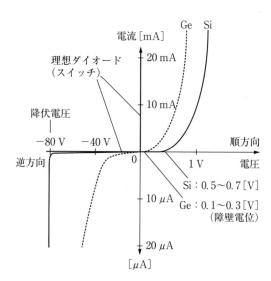

図 4.10 実際のダイオードの静特性（Si, Ge）と理想特性

$I=-I_s$ の一定で極微小の逆方向電流が流れることになる．

実際のダイオードでは，順方向バイアスをかけてもある電圧以下では電流は流れない．その電圧を**障壁電位**（**障壁電圧**）という．これは，接合部に発生する電界が多数キャリアの順方向の移動を妨げる方向に作用することに起因す

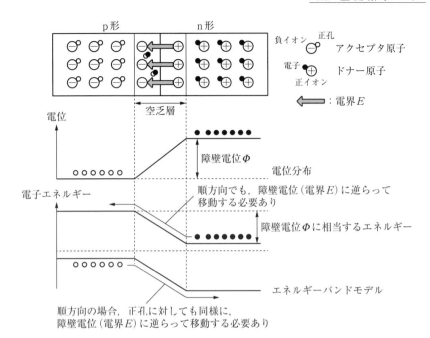

図 4.11 障壁電位とエネルギーバンド構造

る．つまり，この電位障壁を超えるだけの電圧を与えないと，空乏層を通過することはできない．この障壁電位はSiの場合は0.5～0.7 V，Geの場合は，0.1～0.3 V程度である．障壁電位を超えると式（4.2）に従って，指数関数的に電流が増大する（図4.9，図4.10，図4.11）．また，整流特性はGeよりもSiの方が良好であり，直流電源用の整流器はSiが使用される．Geは熱に弱いが，障壁電位が低いことから高周波のスイッチング素子として利用されている．

ダイオードの逆方向特性において，逆方向電圧を大きくしていくと急速に逆電流が増大する．この現象を**降伏現象**といい，この電圧を**降伏電圧**という．

降伏現象のメカニズムには下記の2つがある．

① **電子なだれ降伏**

多数キャリアに対し流れを妨げる方向に作用する障壁電位は，少数キャリアに対しては順方向に作用する．したがって，急峻な電位差によって加速した少数キャリアが結晶格子に衝突することで電子・正孔対がねずみ算的に発生し，

大電流を生成する．これを電子なだれ降伏現象という（図4.12）．

② ツェナー降伏（トンネル効果）

pn接合部の空乏層の幅を通常よりも狭くすると，逆方向電圧を加えたときエネルギーバンドモデルの禁制帯の幅が極端に狭くなり，空乏層の電位障壁を突き抜けてキャリアが移動する"**トンネル効果**"が発生し，急激に電流が流れるようになる．これをツェナー降伏現象という．この現象が起こる逆方向電圧をツェナー電圧 V_Z という．後述するツェナーダイオードはこの現象を利用したものである（図4.13）．

4.2.2 ショットキーダイオード

金属と半導体（n形）を接合したダイオードをショットキーダイオードという．n形半導体中の自由電子のエネルギーは金属中の電子（フェルミ準位）より高いため，接合近傍の不純物原子（ドナー）の過剰電子は金属側に拡散し，空乏層を形成する．ドナーイオンは正イオンとして残り，電位障壁（ショットキー障壁）を形成する．これにより，pn接合ダイオードと同様の原理で，整流作用を示す．pn接合ダイオードと異なり，利用するキャリアが電子のみで正孔は関与しないため，高速スイッチング動作が可能となる利点がある（キャリアの動きやすさを示す"**移動度**"は正孔よりも電子の方が大きいため）．p形半導体でも同様の性質を示すが，高速動作という観点から通常は多数キャリアが電子のn形半導体が使われる（図4.14）．

4.2.3 ツェナーダイオード（定電圧ダイオード）

pn接合のツェナー効果を利用したダイオードを定電圧ダイオード（voltage regulator diode）という．4.2.1項で述べたように，pn接合ダイオードの不純物濃度を高い方向へ調整して空乏層の幅を狭くすると，ツェナー降伏現象（トンネル効果）が起きる逆方向電圧を変化させることができる．したがって，任意の逆方向電圧で降伏現象を起こさせ，端子間電圧が降伏電圧であるツェナー電圧で一定となることを利用して，定電圧発生回路や基準電圧回路に適用される（図4.13，図4.15）．

4.2 整流素子

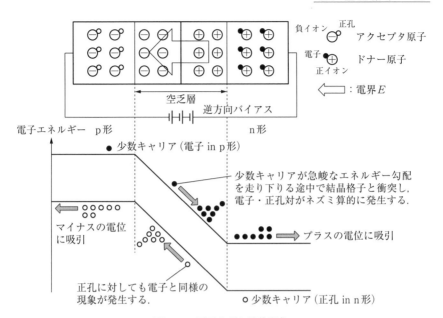

図 4.12　電子なだれ降伏現象

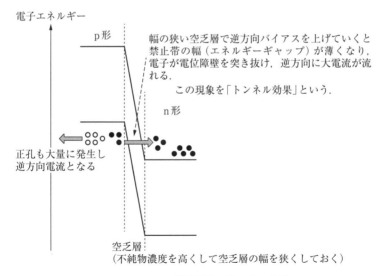

図 4.13　ツェナー降伏現象（トンネル効果）

100　第4章　半導体

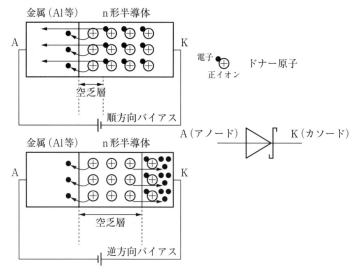

図4.14　ショットキーダイオードと電気記号

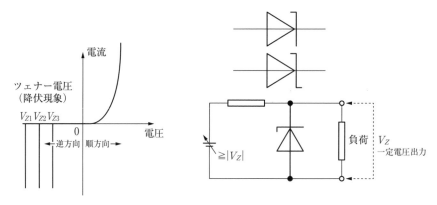

図4.15　ツェナーダイオードと特性，電気記号，応用例（定電圧発生回路）

4.2.4　可変容量ダイオード

　pn接合の空乏層がコンデンサとなる性質を利用したダイオードを**可変容量ダイオード**（バリキャップ）（variable capacitance diode），または，**バラクタダイオード**（varactor diode）という．pn接合に逆方向電圧を加えることで空

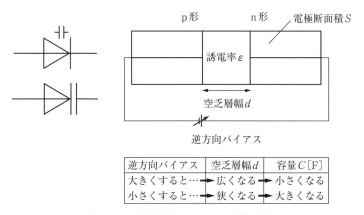

図 4.16 可変容量ダイオードと電気記号

乏層を形成し，その空乏層を誘電率 ε のコンデンサとして利用する．逆方向電圧によって空乏層の幅 d を変化させることで，容量を変えることができる可変容量ダイオードとなる．

コンデンサ容量 C は電極間距離 d に反比例する（容量 $C=\varepsilon S/d$，ε：誘電率，S：電極面積）ので，逆方向電圧を大きくすると空乏層の幅が広がるため容量は小さくなる方向に作用する．電波の受信機の同調回路などに応用される（図 4.16）．

4.2.5 エサキダイオード（トンネルダイオード）

ダイオードの不純物濃度を高くするとツェナーダイオードになるが，さらに濃度を上げ，100万倍以上にすると順方向バイアス時にもトンネル現象が発生するようになる．すると，順方向バイアス領域に**負性抵抗領域**（電圧を上昇させると電流が減少する領域）を形成するようになる．これは，順方向でトンネル効果が発生している状況から通常の順方向電流に遷移する途中で，トンネル効果が消滅する過程を表している．したがって，整流作用はない．しかし，順方向の電圧を変えることで電流の ON/OFF（スイッチング作用）を起こすことができるため，高速スイッチングやマイクロ波発信機に用いられる（図 4.17）．

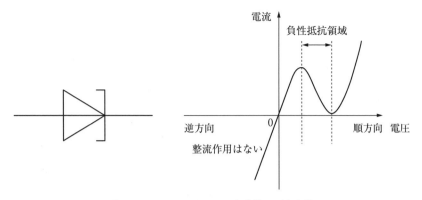

図 4.17 エサキダイオードと特性，電気記号

4.2.6 バリスタ

バリスタは非直線性抵抗特性をもつ半導体セラミックス（酸化亜鉛等）を2枚の電極で挟んだ構造をもつ．回路的にはツェナーダイオード（定電圧ダイオード）を2個逆向きに直列接続した素子と等価で，パルス状の高電圧ノイズ（静電気，高電圧サージ等）に対し，双方向にある一定電圧を超えるような電圧で急激に電流が流れる現象を利用して過電圧の発生を防止する．電子回路やICを保護する目的に用いられる（図 4.18）．

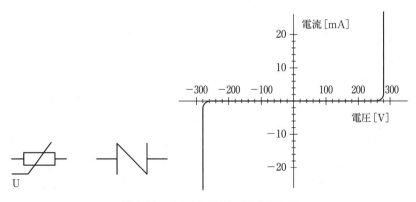

図 4.18 バリスタの電気記号と特性例

4.2.7 応用回路

(1) 論理回路

ダイオードの整流作用とトランジスタのスイッチ機能を利用した回路として論理回路がある．実際の論理回路は**集積回路**（Integrated Circuit：IC）で構成されているが，ダイオードとトランジスタの動作を考える上で，このシンプルな回路が論理ゲートとなる原理を理解しておくことは重要である．**AND 回路**，**OR 回路**，**NOT 回路**を基本とし，**NAND 回路**，**NOR 回路**が構成できることを示した．どの回路も，ダイオードの ON/OFF，トランジスタの ON/OFF で電源からの電流路が導通するのか/遮断されるのかを前提に，入力論理 0, 1 に対する出力論理 0, 1 が決まる（図 4.19）．

(2) 波形整形回路

入力信号電圧の必要な部分を取り出したり，出力電圧を制限したりする機能や，信号波形は変えずに信号レベルを上下にシフトさせる機能を有する回路を波形整形回路という．ダイオードの整流作用が動作特性の基本となる．ただし厳密には，ダイオードのもつ障壁電位や導通抵抗（内部抵抗）の影響を考慮しなければならないが，ここでは理想ダイオード（障壁電位なし，順方向で抵抗ゼロ，逆方向で抵抗∞）と仮定する．

ダイオードは A（アノード）–K（カソード）間にかかる電圧の高低によって順方向になったり逆方向になったりする．その際，ダイオードを理想動作と仮定し，下記のように"直結"もしくは"断線"させることで出力波形を推測できる．

順方向動作の場合はダイオード両端の抵抗はゼロと考える．これは，ダイオードを取り外して両端を直結することと同じである．一方で，逆方向動作の場合は，ダイオード両端の抵抗を無限大と考える．これは，ダイオードを取り外して両端を開放（断線）することと同じである（図 4.20）．

各種波形整形回路とその入出力波形の概要を図 4.21 に示す．なお，出力端子の電圧波形を観測するのであって，出力側に電流が流れることは考えない．オシロスコープのプローブで波形を観察することを想定してほしい．

(a) ピーククリップ回路

ある電圧以上の出力を出さない機能をもつ．

- ANDゲート

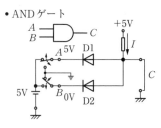

A(論理)	B(論理)	D1	D2	電流 I	C(論理)
0V (0)	0V (0)	ON	ON	ON	0V (0)
0V (0)	5V (1)	ON	OFF	ON	0V (0)
5V (1)	0V (0)	OFF	ON	ON	0V (0)
5V (1)	5V (1)	OFF	OFF	OFF	5V (1)

- ORゲート

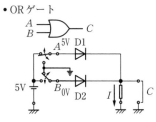

A(論理)	B(論理)	D1	D2	電流 I	C(論理)
0V (0)	0V (0)	OFF	OFF	OFF	0V (0)
0V (0)	5V (1)	OFF	ON	ON	5V (1)
5V (1)	0V (0)	ON	OFF	ON	5V (1)
5V (1)	5V (1)	ON	ON	ON	5V (1)

- NOTゲート

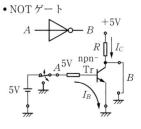

A(論理)	I_B	npn-Tr	I_C	Rによる電圧降下	B(論理)
0V (0)	OFF	OFF	OFF	なし	5V (1)
5V (1)	ON	ON	ON	あり	0V (0)

npnバイポーラトランジスタをnチャネルエンハンスメント型MOSFETに変えても同じ

- NANDゲート

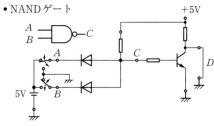

A(論理)	B(論理)	C(論理)	D(論理)
0V (0)	0V (0)	0V (0)	5V (1)
0V (0)	5V (1)	0V (0)	5V (1)
5V (1)	0V (0)	0V (0)	5V (1)
5V (1)	5V (1)	5V (1)	0V (0)

- NORゲート

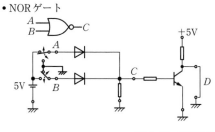

A(論理)	B(論理)	C(論理)	D(論理)
0V (0)	0V (0)	0V (0)	5V (1)
0V (0)	5V (1)	5V (1)	0V (0)
5V (1)	0V (0)	5V (1)	0V (0)
5V (1)	5V (1)	5V (1)	0V (0)

図 4.19 論理回路応用

4.2 整流素子   105

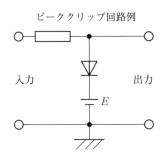
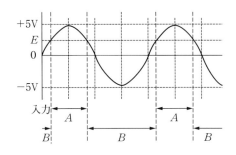

- 時間帯Aでは，ダイオード順方向バイアス(ON)
  →ダイオードを外して<u>直結</u>する
- 時間帯Bでは，ダイオード逆方向バイアス(OFF)
  →ダイオードを外して<u>断線</u>させる

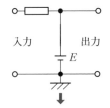
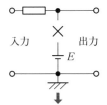

出力端子には電源電圧Eで固定される　　出力端子には入力信号がそのまま出力される

図 4.20　波形整形回路の考え方

(b)　ベースクリップ回路

ある電圧以下の出力を出さない機能をもつ．

(c)　リミット回路

ある電圧範囲内のみ出力させる機能をもつ．

(d)　クランプ回路

入力波形の形を変えずに電圧をシフトさせ，波高値または波低値を 0 V (GND) に合わせる機能をもつ．ピーククランプ回路を例にして動作原理を説明する（図 4.22）．

動作条件：回路の時定数 $\tau(=CR)$ は非常に大きい（$\tau \gg$ 入力パルス幅）．

① 入力波形が $+2.5\,\mathrm{V}$ に立ち上がる．

ダイオードが導通し，コンデンサは $2.5\,\mathrm{V}$ まで瞬時に充電し，出力は 0 V

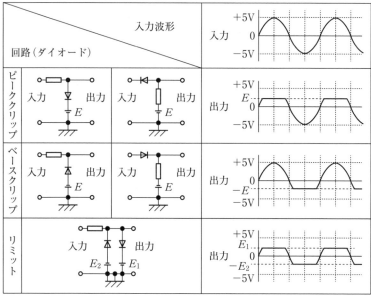
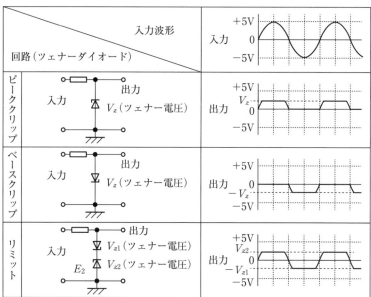

図 4.21 波形整形回路(ダイオード,ツェナーダイオード)

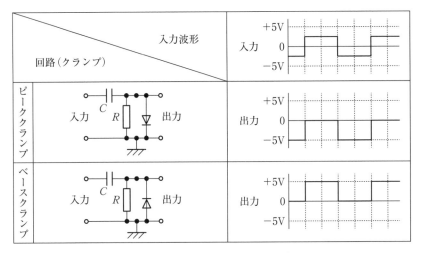

図 4.22 波形整形回路（クランプ）

に固定される．

② 入力波形が $-2.5\,\mathrm{V}$ に立ち下がる．

入力が短絡状態となり，C の電荷は R を通って放電するが，時定数 CR が大きいため，ほとんど放電しない．つまり，入力の $-2.5\,\mathrm{V}$ とコンデンサ間電圧 $-2.5\,\mathrm{V}$ が加算され，$-5\,\mathrm{V}$ が出力される．その間ダイオードは OFF．

③ 再び入力波形が $+2.5\,\mathrm{V}$ に立ち上がる．

R 間の電位差は $+2.5\,\mathrm{V}\,(\text{入力}) - 2.5\,\mathrm{V}\,(\text{C 間}) = 0\,\mathrm{V}$ となる．

したがって，この繰り返しから，出力波形は基準レベル $0\,\mathrm{V}$ が波高値となり，入力波形を保ったままマイナス側にシフトする．

⇒ ダイオードの極性を逆にすると，基準レベルは波低値に変わる．

4.3 増幅素子

トランジスタ（transistor）は，三極真空管と同様に，電流の増幅やスイッチの働きをする 3 端子能動素子である．電流で制御するバイポーラトランジスタと電圧で制御する電界効果トランジスタに分類される．

4.3.1 バイポーラトランジスタの基本動作

バイポーラトランジスタは二極性（bi-polar：正孔と電子の両方が動作に関与）が名称の由来であり，小さな電流の変化を大きな電流の変化に増幅する機能をもつ「**電流制御素子**」である．図4.23に示すように，小さな水流（＝電流）によって大きな川の流れ（＝増幅電流）をコントロールする作用を有する．

pn接合面を2つもち，npn形またはpnp形の3層構造であり，**ベース**（base：記号B），**エミッタ**（emitter：記号E），**コレクタ**（collector：記号C）の3端子で構成される．また，ベース領域は，エミッタ領域やコレクタ領域に比べて非常に薄く作られている．トランジスタを動作させるときは，基本的にはB-E間に順方向バイアス，B-C間に逆方向バイアスをかける．

トランジスタは3端子素子であり，入力端子と信号端子でどれか1つの端子は共通となるので，入出力信号の接続法には3通り考えられる．それぞれの接続法は入出力共通となる端子の名前をつけて，ベース接地，エミッタ接地，コレクタ接地と呼ぶ．ここではエミッタ接地を例にとり，トランジスタの動作原

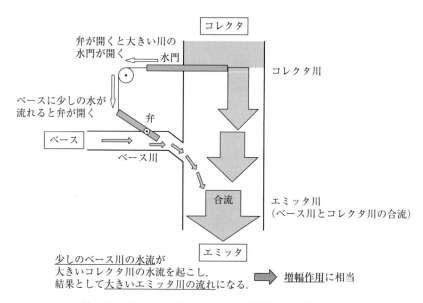

図4.23 バイポーラトランジスタの増幅作用の水流モデル

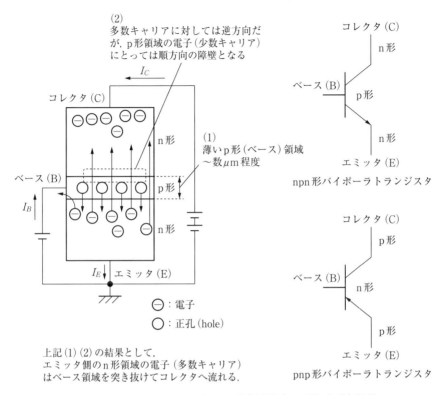

図 4.24 バイポーラトランジスタの動作原理（npn 形）と電気記号

理を npn 形で説明する．なお，pnp 形の動作も極性を逆にするだけで同様である．

図 4.24 に示すように，B-E 間は順方向バイアス，また C-E 間は逆方向バイアスとなるように電圧を加える．このとき，エミッタ領域の多数キャリアである電子の濃度はベース領域の電子濃度より十分高いので，エミッタからベースに流れる電流は電子のみと考えてよい．一方で，C-B 間は逆方向にバイアスされているが，以下の2つの理由により，エミッタからベースに注入された電子は，ベース領域を拡散してコレクタ面に到達することができ，コレクタ電流を形成する．

(1) ベース領域が非常に薄く作られている．
(2) C-E 間の逆方向バイアスは，ベース領域に注入された電子に対しては

加速電界として順方向（B-C 間）に作用する．

また，B 領域に注入された電子の一部は B 領域内で正孔と再結合するので，B 電極にもこの再結合によるベース電流が流れる．このとき，エミッタ電流を I_E，ベース電流を I_B，コレクタ電流を I_C とすると

$$I_E = I_B + I_C \quad (I_B < I_C) \tag{4.3}$$

が成り立つ．また，I_E と I_B の比を α とすると

$$I_B = \alpha \cdot I_E \tag{4.4}$$

$$I_C = (1-\alpha) \cdot I_E \tag{4.5}$$

が成り立つ．ベース領域は十分薄く，エミッタからベース領域に注入されるキャリアのほとんどはコレクタに流れると考えてよいので，係数 α は $0.001 \sim 0.02$ 程度となる．

4.3.2　バイポーラトランジスタの電流増幅率

エミッタ接地回路においてコレクタ電流 I_C とベース電流 I_B の比，h_{FE} を電流増幅率という．

$$\frac{I_C}{I_B} = h_{FE} \tag{4.6}$$

電流増幅率 h_{FE} はトランジスタの種類によって決まるが，およそ $50 \sim 1000$ 程度の値となる．

B-E 間に信号を加えた場合は，電流増幅率を h_{fe} と表記し，ベース電流の変化量 ΔI_B に対するコレクタ電流の変化量 ΔI_C の比を h_{fe} とする．

$$h_{fe} = \frac{\Delta I_C}{\Delta I_B} \fallingdotseq h_{FE} \tag{4.7}$$

この h_{fe} を小信号電流増幅率という．

npn トランジスタの静特性の例を図 4.25 に示す．

実例として，エミッタ接地の増幅回路例を図 4.26 に示した．ベース端子へ微小電圧信号 V_{in} を入力すると，V_a を加えた電圧 $V_{BE}(=V_{in}+V_a)$ がベース・エミッタ間に印加され，結果としてベース電流 I_B の変化を引き起こす．この I_B の変化は増幅されたコレクタ電流 I_C の変化になって大きく増幅される．コレクタ部に抵抗 R を入れておくと電圧降下が発生し，コレクタ・エミッタ間

4.3 増幅素子 111

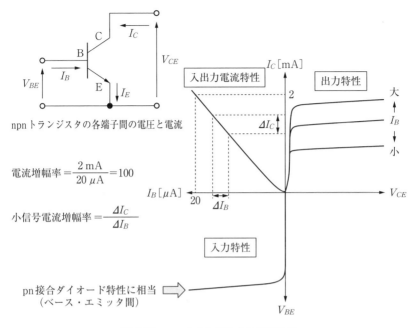

図 4.25 npn トランジスタの静特性例

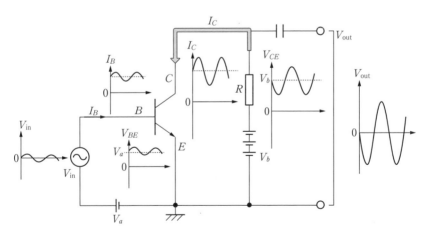

図 4.26 エミッタ接地の増幅回路例

電圧 V_{CE} には極性が反転した電圧信号が発生する．最後にコンデンサを介することによって直流成分がカットされ，入力信号 V_in が増幅された出力信号 V_out を得る．

4.3.3 電界効果トランジスタ（FET）

電界効果トランジスタ（Field Effect Transistor：FET）は，バイポーラトランジスタと同じ3端子素子である．バイポーラトランジスタが入力電流で出力電流を制御する「電流制御素子」であるのに対して，FETは，真空管と同じように電圧により電界を変化させて出力を制御する「**電圧制御素子**」である．正孔もしくは電子の1種類のキャリアのみで動作するため，一極性（uni-polar）トランジスタとも呼ばれる．表4.2に示すように，FETはその構造から**接合形FET**（junction type FET：J-FET）と **MOS形**（metal-oxide-semiconductor FET：MOS-FET，絶縁ゲート形FET）に分類される．FETの電気記号を図4.27に示す．

表4.2　FET分類

構造	動作モード	極性
接合形FET (J-FET)	デプレッション	pチャンネル
		nチャンネル
MOS形FET	デプレッション	pチャンネル
		nチャンネル
	エンハンスメント	pチャンネル
		nチャンネル

FETはその構造から高い入力インピーダンスを有するため，生体計測用の前置増幅器として用いられる．また，消費電力が低く多数キャリアのみで動作させるため，高速なスイッチとしてコンピュータの論理回路等に利用される．また，TFT（Thin Film Transistor）はガラス基板の上にアモルファスシリコン（a-Si）を堆積し，その極薄膜を用いて作り込んだMOSFETの一種であり，X線撮影装置（**FPD**：Flat Panel Detector）や固体撮像素子（**CCDカメラ**：Charge Coupled Device）の画素データ転送用スイッチなどに利用されている．

動作モード 構造 極性	デプレッション形		エンハンスメント形	
	nチャネル	pチャネル	nチャネル	pチャネル
接合形			なし	なし
MOS形				

端子名：G(gate)：ゲート，S(source)：ソース，D(drain)：ドレイン

図4.27　FETの電気記号と端子名

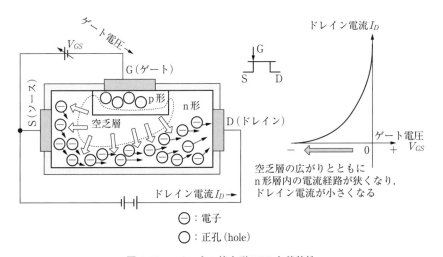

図4.28　nチャネル接合形FETと静特性

(1) 接合形FET

図4.28にnチャネル形J-FETの構造の概略を示す．n形部分の両端にソース（S）およびドレイン（D）と呼ばれる端子をつけ，チャネル（channel）と呼ばれる電流の通路をつくる．そしてこのチャネルを上下から挟むようにゲー

ト（G）と呼ばれる p 形層を接合する（図では上部のみのゲート構造で説明している）．

ゲート-ソース端子間の pn 接合に逆方向バイアスの電圧を加えると，pn 接合の近傍にはキャリアの存在しない空乏層ができる．印加電圧を高くすると空乏層の幅が広がり，電流路が狭くなっていき，結果として電流を遮断する．つまり，ゲートにかける電圧信号で電流の ON/OFF を制御することができる．

(2) MOS 形（絶縁ゲート形）FET

MOS 形 FET は，ゲートを絶縁した FET である．図 4.29 に MOS 形 FET の構造の概略を示す．ゲート構造が Metal（金属）- Oxide（酸化物）- Semiconductor（半導体）の 3 層構造をもつ．絶縁性の高い薄いシリコン酸化膜（Oxide）をゲート下に置くことで，高い入力インピーダンスの素子が実現できる．ゲート-ソース間に電圧をかけない場合，ソース-ドレイン端子間の pn 接合への逆バイアスにより，ドレイン電流 I_D は流れない．次に，チャネル部分に少数キャリアを集める極性のゲート電圧を加えると，ゲート電極の下の p 形半導体の表面付近には静電誘導により電子が引き付けられ，反転層が形成される．この反転層によりドレイン-ソース間に n チャネルが形成されて，ドレ

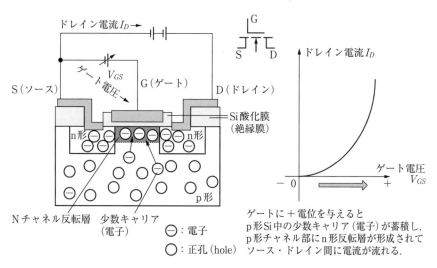

図 4.29　n チャネルエンハンスメント形 MOSFET と静特性

イン電流 I_D が流れるようになる．つまり接合形と同様に，ゲートにかける電圧信号で電流の ON/OFF を制御することができる．

(3) FET の動作モード

① エンハンスメント形

ゲートに電圧を加えると電流が増加する特性をいう．通常の MOS 形の動作形態であり，接合形では実現できない．

② デプレッション形

ゲートに電圧を加えると電流が減少し，結果として電流を遮断する特性をいう．接合形では，その動作原理からこのタイプのみの特性となる．MOS 形では，不純物をあらかじめ加えた反転層をもつチャネル領域に，キャリアを反発させる極性の電圧をゲートに加えることで実現できる．

表 4.3 トランジスタの比較表

項目　　　　　　種類	バイポーラトランジスタ	電解効果トランジスタ
主な用途	増幅	スイッチ
キャリア	電子と正孔（2種類）	電子もしくは正孔（1種類）
制御形態	電流制御	電圧制御
入力インピーダンス	低い	非常に高い
消費電力	大きい	小さい
スイッチング速度	遅い	速い
集積化	不利	有利
利得（電圧・電流増幅度）	大きい	小さい
信号波形のひずみ	小さい	大きい
雑音（熱雑音）	多い	少ない
熱暴走（周囲の温度による影響）	あり	なし

項目　　　　　　種類	接合形 FET	MOS 形 FET
入力インピーダンス	高い($10^7 \sim 10^9 \, \Omega$)	非常に高い($10^{11} \sim 10^{12} \, \Omega$)
動作モード	デプレッションのみ	デプレッション・エンハンスメントともに可
最大電流（電流容量）	小さい	大きい
集積化	適する	非常に適する
静電気による影響	なし	あり（ゲート部が破壊されやすい）

(4) 極 性

上記の説明はすべて n チャネル形（キャリアは電子）であったが，pn 構造を逆転させることで p チャネル形（キャリアは正孔）が構成できる．加える電圧や電流の方向が n チャネルの逆になる．

バイポーラトランジスタと FET の特徴の比較を表 4.3 に示す．

4.3.4 絶縁ゲートバイポーラトランジスタ（IGBT）

大電力スイッチングの半導体制御には後述するサイリスタが代表である．しかし，近年の高周波化と低損失化に対して

　　　サイリスタ→バイポーラトランジスタ→パワー MOSFET → IGBT

と開発が進み，X 線発生用高電圧電源として普及したインバータ式電源には IGBT（Insulated Gate Bipolar Transistor）が使用されている．図 4.30 に IGBT の構造の概略を示す．通常の高耐圧パワー MOSFET では，n チャネル部分の ON 抵抗（スイッチ ON 時のソース-ドレイン間抵抗）が高めなので，

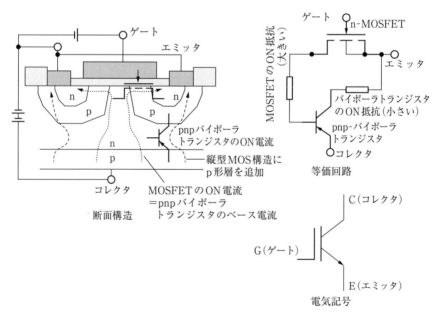

図 4.30　IGBT の構造・等価回路と電気記号

電流量に制限がある．したがって，高耐圧を保ったうえで，ドレイン部（裏面）に直列に p 形領域を追加することで pnp バイポーラトランジスタを付加し，そのベース電流を流して ON させることで，n 領域⇒p 領域への経路を開放して抵抗成分を低下させる．この IGBT はスイッチング速度の速い MOSFET によって高速性を有しており，バイポーラトランジスタの特長である大電流も可能としたトランジスタ素子である．

4.4 半導体スイッチング素子

4.4.1 サイリスタ

サイリスタは**シリコン制御整流素子**（Silicon Controlled Rectifier：SCR）のことで，接点をもたない無接点スイッチを半導体で構成したものである．大電力の場合は真空管の一種であるサイラトロン（thyratron）が現在も使われているが，それ以外の用途ではトランジスタ（transistor）を応用したサイリスタ（thyristor）に置き換わっている．構造と電気記号，その動作原理と静特性を図 4.31〜図 4.33 に示す．pnpn の 4 層構造からアノード，カソード，ゲート電極を取り出したもので，等価回路では npn トランジスタと pnp トランジ

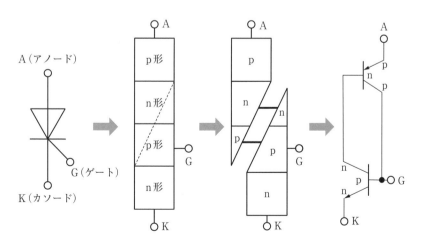

図 4.31　サイリスタの構造と等価回路，電気記号

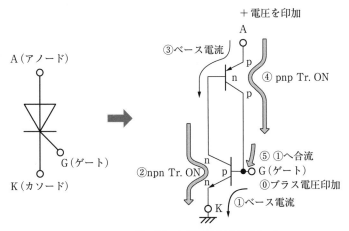

図 4.32 サイリスタの動作原理

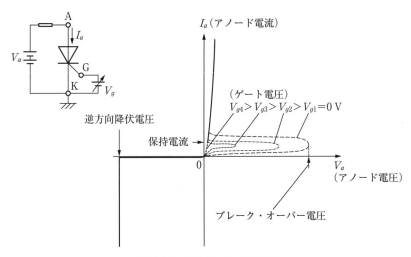

図 4.33 サイリスタの静特性

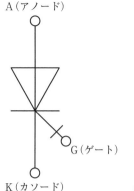

図 4.34
GTO の電気記号

スタを直列に接続した構成となる．

　ゲートに電圧をかけないときは下の npn トランジスタは OFF で電流は流れない．ゲートに電圧を加える（⓪）と npn トランジスタのベースに向けて電流（①）が流れて ON 状態になる（②）．すると上の pnp トランジスタのベース電流（③）が流れるようになり，ON 状態に変化する（④）．その後，アノード端子からゲート電極方向に向けて ON 電流が流れ，下の npn トランジスタのベース電流に合流する（⑤）．したがって，⓪→①→②→③→④→⑤→①→②…とゲート信号に関わらず，スイッチ ON 状態が継続的に続く．スイッチを切るためには，アノード電圧を下げて保持電流以下にするか，アノードに逆バイアスを加えるしかなく，電源切断に相当する"強制終了的"に電源を操作することが必要になる．ただし，GTO（ゲートターンオフ）サイリスタはゲートに逆電流を流すと Off にできるよう構造的に工夫されている（図 4.34）．

4.4.2　トライアック

　サイリスタは一度 ON 状態になるとそのままの状態が保たれる．つまり，ゲート信号で OFF にすることはできない．しかし交流電流の場合，半周期ごとに極性が反転するため，ON しても自動的に OFF に変わる．これを利用した交流用の無接点スイッチをトライアックという（図 4.35）．
　構造的にはサイリスタを逆並列に接続した回路と等価であり，ゲートに加え

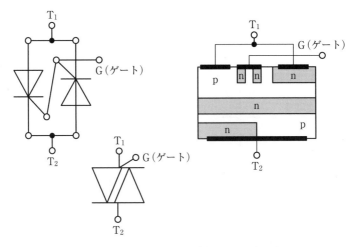

図4.35　トライアックの構造と等価回路，電気記号

る信号を一定周期で加える間だけ双方向に ON 状態になる．また，元電源の周期に対して ON させるタイミングを調整することにより，出力電力の調整も可能となる．かつては変圧器式 X 線高電圧電源のタイマー装置に使用されていた．

4.5　半導体センサ（検出器）

4.5.1　光素子

(1) 発光ダイオード

発光ダイオード（LED：light emitting diode）は pn 接合に順方向電圧を加えることにより，接合部から光が発生する半導体素子である．pn 接合に順方向電圧を加えると n 形領域の自由電子が p 形領域に移動し，p 形領域の正孔は n 形領域にそれぞれ流入する．pn 接合面付近の領域で電子と正孔が出会い，再結合する．再結合して自由電子が価電子帯（充満帯）に戻るとき，禁止帯のエネルギーギャップ E_g に相当するエネルギーの波長をもった光を放出する．Ga（ガリウム）の化合物である GaAs（ガリウムヒ素），GaP（ガリウムリン）などの発光しやすい性質をもつ材料により pn 接合を形成して製造する．GaN

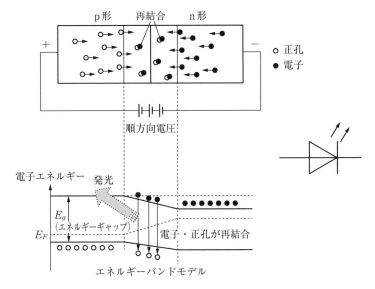

図 4.36　LED の発光原理と電気記号

(窒化ガリウム) は青色 LED として有名である．白熱電球やネオン管に比べ，低電圧・定電流（低消費電力）で点灯し，高速応答性，高信頼性，小型で壊れにくく，照明，表示用ランプ，光通信の発光素子として利用されている（図 4.36）．

(2) フォトダイオード

フォトダイオード (photodiode) は光を吸収して逆方向電流の変化（発生する電荷量）に変換する受光素子である．Si, Ge を材料にした pn 接合に対して逆方向電圧を加えて待機すると，接合面付近には空乏層が広がる．そのとき接合面付近にエネルギーギャップ E_g 以上のエネルギー $h\nu$ をもつ光が照射されると光励起によって自由電子と正孔対が発生し，おのおの電界に引かれて移動する．その結果，少数キャリアの増加に伴い逆方向電流（光電流）が増加し，出力信号となる．また，材料としてアモルファスシリコンを使う場合もある（可視光での吸収係数が大きい）．一方，pin フォトダイオード（p 形 /intrinsic（真性半導体）/n 形）では，pn 間に数十 μm 幅の真性領域を挟むことで感度を高め，高速化を図る素子もある．小型で壊れにくく，応答は高速だが出力信

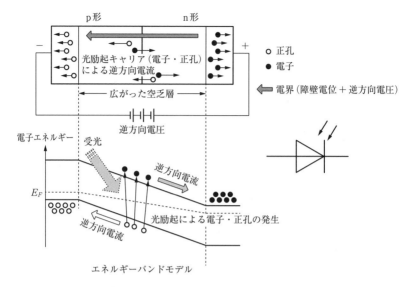

図 4.37 フォトダイオードの原理と電気記号

号は小さい．光通信の受光素子，光スイッチとして利用され，画像診断機器では，自動露出機構の受光部，CCD，間接型 FPD の画素値の検出等に使われている．なお，放射線のエネルギースペクトル測定に使われる半導体検出器も同様の原理を応用している（図 4.37）．

(3) フォトトランジスタ（phototransistor）

フォトダイオードで受光した光の電気信号をバイポーラトランジスタで増幅し，感度を高めた受光素子である．小型堅ろう，応答は遅いが感度が高い．低周波数領域の光検出器であり，医療用としてはあまり用いられない．npn トランジスタのベース-コレクタ部分に等価的にフォトダイオードを接続した構造で，フォトダイオード部で検出した光励起電流がベース電流となり，大きなコレクタ電流に増幅されて出力信号になる（図 4.38）．

(4) フォトレジスタ

フォトレジスタ（photoresistor）は CdS（硫化カドミウム）の焼結膜を利用した高抵抗の半導体で，光量の増加に伴って抵抗値が減少する変化を利用した光検出素子である．安価で寿命が長い特長をもつ一方で，応答時間が遅く街

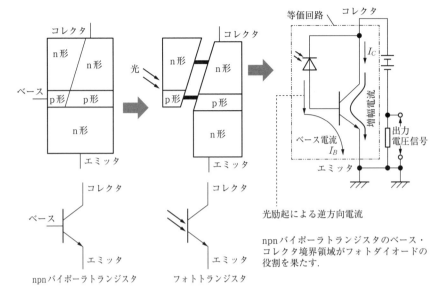

図 4.38 フォトトランジスタの構造と等価回路，電気記号

灯の自動点灯や身近な家電製品に使われる．医療用途にはあまり用いられていない．

4.5.2 その他の半導体センサ

(1) 磁場強度の検出

板状の半導体（Ge, Si, GaAs, InSb 等）の内部に磁場と垂直な方向に電流を流すと，磁場および電流に垂直な方向に起電力が発生する現象をホール効果（Hall effect）という．**ホール素子**（Hall element）はホール効果を利用した磁場強度測定用の素子である．動作原理は磁場中で移動する電荷に作用するローレンツ力（フレミング左手の法則）に起因する．発生する電圧はホール電圧と呼ばれ，電流と磁束密度の積に比例する．X 線関連では，X 線管の管電流の間接測定に利用されている（図 4.39）．

(2) 圧力センサ

半導体材料に端を発し，近年最も良く利用されているチタン酸ジルコン酸鉛（PbZrTi：通称 PZT）セラミックに力を与えると，その圧力に比例して分極

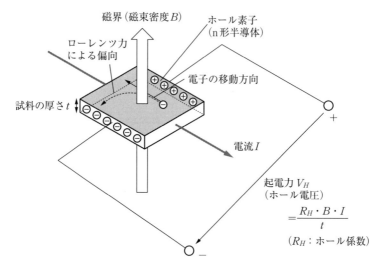

図 4.39 ホール素子

が起こり表面に電荷が生じることで起電力が発生する現象を**圧電効果**（piezo-electric effect：**ピエゾ効果**）という．また同じ材料に電界（電圧）を加えると物質が機械的ひずみを生じる現象を逆圧電効果という．これを圧電素子といい，身近なところではライターやガスコンロ点火用の火花の発生や圧力・変位量の計測器などに使用されている．医療機器では超音波診断装置のプローブで，パルス電圧信号を機械振動に変えて 2～20 MHz 程度の超音波を発信し，逆に超音波から受けた機械振動を電気振動として受信する両方の機能をもつ振動子として使われている．他の材料としては，PVDF（ポリフッ化ビニリデン），チタン酸バリウム，水晶などがある．

(3) 温度検出器

① **サーミスタ**（thermally sensitive resistor）

半導体素子の一種で，ニッケル，コバルト，マンガンなどの混和物を焼結して作られた温度センサである．この素子は金属と同様に正の温度係数をもつものもあるが，一般的に負の温度係数をもち，温度の上昇に従って抵抗値が低下する．金属と比して温度変化に伴う抵抗値の変化量が大きいことを利用する．

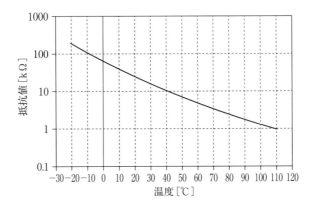

図 4.40　サーミスタの温度特性例

例として，電子体温計の他，回路の温度補償としてコピー機やエアコン，自動車エンジン等に使われている（図 4.40）．

② **熱電対**

異なる金属または半導体導線の両端を結合し，その2つの結合部に温度差を付けると起電力が発生して電流が流れることを利用した温度検出器．この熱起電力が発生する現象を**ゼーベック**（Seebeck）**効果**という．起電力の直線性に優れるアルメル-クロメル熱電対が最もよく使われる組み合わせである．一方，センサではないが，ゼーベック効果とは逆の現象を**ペルチェ**（Peltier）**効果**といい，電流を流すことによって2つの接合部で熱の発生と吸収が起こる．電流の方向により熱の発生と吸収が逆になる．つまり，熱電変換デバイスで，冷却と加熱などの温度制御が可能な半導体素子として利用されている．コンピュータ用電子部品（CPU 等）の冷却や医療用冷却装置に応用されている．

4.6　半導体素子の応用

(1) **ガンダイオード**

マイクロからミリ波の発振用半導体としてガンダイオード（Gunn diode）が用いられる．GaAs や InP などの化合物半導体材料に電圧を印加していく

と，ある電界（～3 kV/cm）を超えたところで結晶格子に電子の運動エネルギーが吸収されて電子の走行速度が遅くなる（負性抵抗領域）．この臨界点を超えた電圧を加えると，電子は一部分に滞留して電極間に電子密度が高い領域が生成される．この薄い領域が陽極に向かって高速に移動と消滅を繰り返すことによりマイクロ波が発生する．試料の厚さを $10\,\mu m$ 程度にすると，振動周波数が約 $10\,GHz$ になる．通常はこの素子を空洞共振器の中に入れ，回路的に正帰還をかけることで共振周波数を調整して発振周波数を変える．

(2) パルスオキシメータへの応用

発光ダイオード（LED）からの光を使って継続的で無侵襲に動脈血の酸素飽和度 SpO_2 を測定する装置である．動脈血のヘモグロビン Hb が酸素 O_2 と結合し，HbO_2 として体内に酸素を供給する．Hb は酸素と結合しているときは赤色光を吸収しにくい性質をもっている．つまり，酸素を多く含む動脈血から静脈血に移行するにつれて，赤色光の吸収量が増える．また，光吸収特性は光の波長にも依存し，2 種類の波長（660 nm，940 nm）を LED から発し，指先を透過した光量をフォトダイオード（PD）で受光して電圧信号に変換する．各波長の透過光量変化量の比から酸素飽和度 SpO_2 を換算することができる．

演習問題

4.1 半導体で誤っているのはどれか．
1. 最も外側の価電子の存在する準位は許容帯である．
2. 伝導帯と充満帯との中間の準位は禁止帯である．
3. 充満帯や伝導帯は許容帯である．
4. 不純物準位をフェルミ準位ともいう．
5. アクセプタ準位は伝導帯と価電子帯との間にある．

4.2 半導体で正しいのはどれか．
1. 温度が上昇すると導電率が大きくなる．
2. P 形半導体の多数キャリアは電子である．
3. N 形半導体の不純物はアクセプタである．
4. Si に As を加えた半導体は N 形半導体である．
5. PN 接合の空乏層には自由なキャリアが存在する．

4.3 pn 接合ダイオードで正しいのはどれか．
　1．直流を交流に変換する．
　2．整流作用によって双方向に電流が流れる．
　3．ツェナーダイオードは逆方向で電流が一定になることを利用する．
　4．フォトダイオードでは接合部に光を当てると整流作用を行う．
　5．逆方向バイアスでは p 型にマイナスの，n 型にプラスの電圧を加える．

4.4 半導体ダイオードで正しいのはどれか．
　1．ツェナーダイオードは定電流回路に用いられる．
　2．発光ダイオードは自由電子と正孔が生成されることで発光する．
　3．ショットキーダイオードは金属と半導体の接触により整流作用を示す．
　4．バラクタダイオードは空乏層の幅により自己インダクタンスを変化させる．
　5．ホトダイオードは光により自由電子と正孔が再結合することで逆電流になる．

4.5 図（問題 4.5）の特性を示すのはどれか．
　1．フォトダイオード
　2．定電圧ダイオード
　3．可変容量ダイオード
　4．レーザーダイオード
　5．トンネルダイオード

図 （問題 4.5）

4.6 トランジスタで誤っているのはどれか．
　1．npn 形のコレクタは n 形半導体である．
　2．ベース接地電流増幅率は 1 より大きい．
　3．FET のキャリアは電子または正孔のどちらかである．
　4．FET はソース，ゲート及びドレインの端子をもつ．
　5．MOS FET にはエンハンスメント形とデプレション形とがある．

4.7 IGBT（絶縁ゲート形バイポーラトランジスタ）で誤っているのはどれか．
　1．バイポーラトランジスタと比較してスイッチング速度が遅い．

2. MOS FET とバイポーラトランジスタを組み合わせた構造である．
3. ゲート，エミッタ，コレクタの端子をもつ．
4. MOS FET と比較してオン抵抗が小さい．
5. コレクタ電流の大きさを制御できる．

4.8 関係のない組合せはどれか．
1. ピンチ効果　――――――　導電流体の収縮
2. ホール効果　――――――　電流と磁界による電界の変化
3. ペルチェ効果　――――――　電流による熱の吸収・発生
4. ゼーベック効果　――――――　熱起電力の発生
5. ショットキー効果　――――――　極低温の抵抗値の減少

4.9 図（問題4.9）の電圧-電流特性をもつ素子はどれか．
1. ツェナーダイオード
2. トンネルダイオード
3. ホトダイオード
4. バラクタダイオード
5. 発光ダイオード

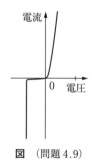

図　（問題4.9）

4.10 誤っているのはどれか．
1. ダイオードは整流作用をもつ．
2. ホトダイオードは逆方向の電圧を加えて光を当てると発光する．
3. pn 接合の空乏層は順方向の電圧を加えると増大する．
4. 半導体は温度が上がると抵抗が低下する．
5. 発光ダイオードは pn 接合に順方向の電流を流すと光を出す．

〈参考文献〉
1) 黒沢達美：基礎物理学選書9 物性論，図8-1，図8-9，裳華房，1990

5 電子回路

コンピュータや電子計測機器に用いられる電子回路は，抵抗・コンデンサ・コイルという受動素子に加え，第4章で扱った半導体素子等で構成される．近年，信号処理回路として演算増幅器（オペレーショナルアンプ）を用いた集積回路が主流となっているため，複雑なトランジスタ回路ではなく，実用的な部品の機能を理解することに重点を置く．

5.1 増幅回路の諸特性

5.1.1 増幅度

入力信号が与えられたとき，その信号電力を増大して出力信号を得る装置を**増幅器**（amplifier）という．増幅器は入力信号とは別個の電源電力を必要とする．増幅器の入力信号に対する出力信号の比を増幅度または**利得**（gain）といい，A で表す．入力信号の電圧，電流，および電力を V_i, I_i, P_i，出力信号の電圧，電流，および電力を V_o, I_o, P_o とするとき，増幅器の性能を表す基本的な量として，電力利得 A_p，電圧利得 A_v，電流利得 A_i がそれぞれ次式で定義される．

電力利得： $$A_p = \frac{P_o}{P_i} \quad [倍] \tag{5.1}$$

電圧利得： $$A_v = \frac{V_o}{V_i} \quad [倍] \tag{5.2}$$

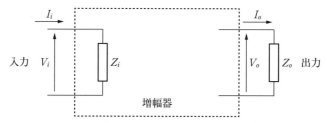

入力電力 $P_i = V_i I_i = \dfrac{V_i^2}{Z_i} = I_i^2 Z_i$, 出力電力 $P_o = V_o I_o = \dfrac{V_o^2}{Z_o} = I_o^2 Z_o$

入力抵抗 $Z_i =$ 出力抵抗 $Z_o = Z$ と仮定すると

$$
\begin{aligned}
\text{電力利得 [dB]} &= 10 \log_{10} \dfrac{P_o}{P_i} = 10 \log_{10} \underbrace{\left(\dfrac{V_o}{V_i}\right)^2}_{} = 10 \log_{10} \underbrace{\left(\dfrac{I_o}{I_i}\right)^2}_{} \\
&= 20 \log_{10} \underbrace{\left(\dfrac{V_o}{V_i}\right)}_{\text{電圧利得 [dB]}} = 20 \log_{10} \underbrace{\left(\dfrac{I_o}{I_i}\right)}_{\text{電流利得 [dB]}}
\end{aligned}
$$

図 5.1　各種倍率の利得（デシベル）計算方法

電流利得：
$$A_i = \dfrac{I_o}{I_i} \quad [倍] \tag{5.3}$$

また，増幅器の性能を示す重要なパラメータとして，入力インピーダンスと出力インピーダンスがそれぞれ次式で定義される．

入力インピーダンス：
$$Z_i = \dfrac{V_i}{I_i} \quad [\Omega] \tag{5.4}$$

出力インピーダンス：
$$Z_o = \dfrac{V_o}{I_o} \quad [\Omega] \tag{5.5}$$

電子回路では，利得は10の指数乗となるようなきわめて大きな値や，または極端に小さな値となるから，増幅度 [倍] の常用対数を取る「対数増幅度 [B：ベル]」が用いられる．この場合の利得を G で表すと，定義は電力利得を起点としており，式 (5.1) は

電力利得：
$$G_p = 10 \log_{10} \dfrac{P_o}{P_i} \quad [\text{dB (デシベル)}] \tag{5.6}$$

となる．ここで [d (デシ) = 1/10] が付いている理由は，より細かい倍率表記を可能とさせるためである．これは，[m (メートル)] よりも [cm (センチメート

表5.1 デシベルの計算（電圧利得の例）

	電圧比 [倍]	Log_{10}〔電圧比〕の計算方法	電圧増幅度 [dB]
増幅	100	$\log_{10} 10^2 = 2$	$20 \cdot 2 = 40$
	10	$\log_{10} 10^1 = 1$	$20 \cdot 1 = 20$
	9	$\log_{10} 3^2 = 2 \cdot \log_{10} 3$	$20 \cdot 2 \cdot 0.477 = 19$
	8	$\log_{10} 2^3 = 3 \cdot \log_{10} 2$	$20 \cdot 3 \cdot 0.3 = 18$
	7	$7 \fallingdotseq \sqrt{50}$ ∴ $\log_{10} 50^{0.5}$ $= 0.5(\log_{10} 5 + \log_{10} 10)$	$20 \cdot 0.5 \cdot (0.7+1) = 17$
	6	$\log_{10} 2 + \log_{10} 3$	$20 \cdot (0.477+0.3) = 15.5$
	5	$\log_{10}(10/2) = \log_{10} 10 - \log_{10} 2$	$20 \cdot (1-0.3) = 14$
	4	$\log_{10} 2^2 = 2 \cdot \log_{10} 2$	$20 \cdot 2 \cdot 0.3 = 12$
	3	$\log_{10} 3 \fallingdotseq 0.477$	$20 \cdot 0.477 = 9.5 \fallingdotseq 10$
	2	$\log_{10} 2 \fallingdotseq 0.3$	$20 \cdot 0.3 = 6$
	$\sqrt{2}$	$\log_{10} 2^{0.5} = 0.5 \cdot \log_{10} 2$	$20 \cdot 0.5 \cdot 0.3 = 3$
等倍	1	$\log_{10} 1 = 0$	$20 \cdot 0 = 0$
減衰	$1/\sqrt{2} \fallingdotseq 0.7$	$\log_{10} 2^{-0.5} = -0.5 \cdot \log_{10} 2$	$20 \cdot (-0.5 \cdot 0.3) = -3$
	0.1	$\log_{10} 10^{-1} = -1 \cdot \log_{10} 10$	$20 \cdot (-1 \cdot 1) = -20$
	0.01	$\log_{10} 10^{-2} = -2 \cdot \log_{10} 10$	$20 \cdot (-2 \cdot 1) = -40$

電圧増幅度 [dB] $= 20 \cdot \log_{10}$〔倍率〕
$\log_{10} 2 \fallingdotseq 0.3$ ｝
$\log_{10} 3 \fallingdotseq 0.477$
この値を記憶しておけば，手計算が可能

ル）]の方がより細かい表現がしやすくなることと同じである．また，式(5.2)，(5.3)はそれぞれ次式となる（図5.1）．

電圧利得： $\quad G_v = 20 \log_{10} A_v = 20 \log_{10} \dfrac{V_o}{V_i}$ [dB] $\quad$ (5.7)

電流利得： $\quad G_i = 20 \log_{10} A_i = 20 \log_{10} \dfrac{I_o}{I_i}$ [dB] $\quad$ (5.8)

電力利得の定義を前提とするとき，電圧利得，電流利得の係数が20になるのは，図5.1に示すように，入力抵抗 $Z_i =$ 出力抵抗 Z_o を仮定し，電力 $P = VI = V^2/R = I^2 R$ [W]（V：電圧 [V]，I：電流 [A]）で置き換えるからである．また，0 [dB] は利得が1倍を表し，利得が正の値は信号増幅，利得が負の値は信号減衰を表す（表5.1）．

利得を dB で表したとき，直列に複数の増幅器を接続したときの総合利得はそれぞれの利得 [dB] の和となる（図5.2）．

電圧利得の場合：

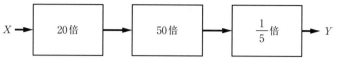

- 倍率の場合： $20 \times 50 \times \dfrac{1}{5} = 200$ 倍（乗算）
- dB の場合： $26 + 34 + (-14) = 46$ dB（加算）

図 5.2 増幅器と減衰器の直列接続

総合利得： $A = A_1 \times A_2 \times \cdots \times A_n$ ［倍］ (5.9)

総合利得： $G = G_1 + G_2 + \cdots + G_n$ ［dB］ (5.10)

　一方，利得の dB 表記はヒトの感覚器の特性とよく合う．つまり，人の感覚量は刺激変化量比の対数に比例する（Weber-Fechner law）．たとえば，物理的な音の大きさである**音圧** $[N/m^2 = Pa]$ に対して，人が感じる音の大きさである**音量** [dB] は電力利得で表すことができ，聞き取ることができる最小音圧の何倍かを次式で定義する．

$$\text{音量 [dB]} = 10 \cdot \log_{10} \left(\frac{\text{音圧}}{\text{最小可聴音圧}} \right)^2 \quad (5.11)$$

（ここで，最小可聴音圧 $= 2 \times 10^{-5} [N/m^2]$ である．）
たとえば，人が感じる音量 50 dB と 70 dB の差（1.4 倍）を物理的な音の大きさ（音圧）で比較すると，10 倍の差に相当することになる．また JIS 規格では，MRI で発生する騒音の大きさを dB として規定している．対数増幅度を利用している事例は，音の大きさの他に地震の規模を表すマグニチュード，振動の大きさなども同様である．

5.1.2 周波数特性と位相特性

　増幅器の入力信号に正弦波を加えてその周波数を変化させると，増幅器の利得は図 5.3 のように変化する．このような特性を増幅器の**周波数特性**という．特性が平坦な周波数帯の利得を基準とするとき，その利得より 3 dB 低下する周波数を**遮断周波数**（cutoff frequency）といい，低周波側の遮断周波数 f_1 を

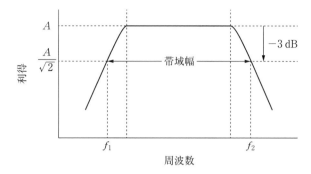

図 5.3 増幅回路の周波数特性

低域遮断周波数，高周波数側の遮断周波数 f_2 を高域遮断周波数という．f_1 と f_2 の間の周波数範囲を増幅器の帯域幅 B と定義する．

$$B = f_2 - f_1 \tag{5.12}$$

入力信号の周波数に帯域幅外の周波数成分が含まれていると，入力信号は一様に増幅されずに，出力信号の波形は入力波形とは異なって歪んだ波形となる．これを周波数ひずみという．一般に利得を高くするほど帯域幅は狭くなる傾向にあるので，$B \times A_v$ すなわち **GB 積**（gain-band product）を増幅器の良さの尺度としている．GB 積が大きいほど良い増幅器といえる．

一般に入力信号と出力信号の間には位相差があるので，利得は複素数となるが，この位相差も周波数の関数になる．これを**位相特性**という．位相特性により出力信号の波形にひずみが生じるとき，このひずみを位相ひずみという．

5.1.3 雑音特性

目的とする信号以外の望ましくない電圧または電流の変動を**雑音**（noise）という．増幅器から出力される雑音には内部雑音と外部雑音がある．増幅器に混入する雑音の種類を表 5.2 に示す．

増幅器の出力信号電力 S_o と雑音電力 N_o の比 S_o/N_o を出力の**信号対雑音比**（signal-to-noise ratio：SN 比）といい，出力信号に含まれる雑音の程度を表す指標として用いられる．SN 比が大きいほど雑音に対する信号強度が強いので，雑音特性が良いといえる．

表 5.2 雑音の種類

外部雑音	自然雑音	大気雑音（雷放電，砂じん，吹雪）
		太陽系雑音（黒点移動，惑星）
		宇宙雑音（電波星）
	人工雑音	商用交流の誘導
		電波（ラジオ，TV）
		放電雑音（火花スパーク，リレー，溶接機）
		コロナ放電（蛍光灯，ネオンサイン）
		パルス性雑音（デジタルコンピュータ）
		マイクロホニック雑音（機械的振動）
内部雑音		熱雑音
		フリッカ雑音
		ショット雑音
		バースト雑音
		ハム雑音
		ドリフト，オフセット
対象以外の生体信号		

出典 松尾正之他：改訂医用電子工学，p. 104，表 3.3，コロナ社，2008

5.1.4 ダイナミックレンジ

増幅器の入力信号と出力信号の関係を入出力特性という．増幅器は入力と出力が線形関係にあることが望ましいが，実際の増幅器では，入力信号が極端に小さい場合や，逆に極端に大きい領域では直線関係が成立しない．このような非線形領域では利得が小さくなり，波形のひずみが生じる．入力信号と出力信号の間に線形関係が成り立つ動作範囲を**ダイナミックレンジ**（dynamic range）といい，増幅器の入出力の非直線性によって生じるひずみを非直線ひずみという．

5.2 フィルタ回路と周波数特性

5.2.1 CR フィルタ回路と周波数特性

後述するオペアンプを使用したフィルタを能動フィルタというが，ここではコンデンサ C，抵抗 R のみを用いた受動フィルタを扱う．フィルタは信号に

含まれる種々の周波数から特定の周波数帯域を通過させたり，除去したりする電気回路をいう．高周波数領域の信号を取り出すフィルタは，高域通過フィルタ，あるいは低域遮断フィルタと呼ばれる．逆に，低周波数領域の信号を取り出すフィルタは，低域通過フィルタ，あるいは高域遮断フィルタと呼ばれる．

たとえば生体信号を増幅したい場合，入力信号の周波数領域は，心電図で 0.05～150 Hz，脳波で 0.5～60 Hz，筋電計で 5～5000 Hz 程度であり，主なフィルタ回路の目的は，この生体信号に含まれる周波数以外の周波数成分を除去したり，増幅前の雑音（ノイズ）を低減することである．

(1) CR 高域通過フィルタ (high pass filter) **(低域遮断フィルタ)**

図 5.4 で，入力信号の角周波数を ω とすると，コンデンサ C の複素インピーダンスは $\dfrac{1}{j\omega C}$ であることから，抵抗 R を通過する電流を求め，それに R を乗算すると出力信号電圧 $\dot{V}_{\text{out}}$ を得る．$\dot{V}_{\text{out}} = \dot{G} \cdot \dot{V}_{\text{in}}$ とすると，フィルタの伝達関数 $\dot{G}$ は，$\dot{G} = \dfrac{1}{1 - \dfrac{j}{\omega CR}}$ となるから，その大きさである電圧利得 $|\dot{G}|$ は

$$|\dot{G}| = \frac{1}{\sqrt{1 + \dfrac{1}{(\omega CR)^2}}}$$

- CR 高域通過フィルタ (HPF)

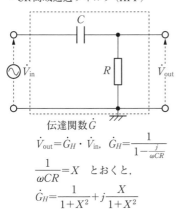
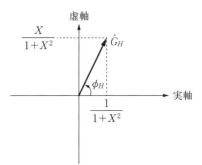

伝達関数 $\dot{G}$

$\dot{V}_{\text{out}} = \dot{G}_H \cdot \dot{V}_{\text{in}}$, $\dot{G}_H = \dfrac{1}{1 - \dfrac{j}{\omega CR}}$

$\dfrac{1}{\omega CR} = X$ とおくと，

$\dot{G}_H = \dfrac{1}{1 + X^2} + j \dfrac{X}{1 + X^2}$

位相角 $\phi_H = \tan^{-1} X = \tan^{-1}\left(\dfrac{1}{\omega CR}\right)$

ω：角周波数 [rad/sec]

$\dot{G}$ の位相角 ϕ_H だけ位相が進む

図 5.4 CR 高域通過フィルタ

となる．利得を dB 換算すると

$$|\dot{G}|=20\times\log_{10}\frac{1}{\sqrt{1+\frac{1}{(\omega CR)^2}}}=-10\times\log_{10}\left(1+\frac{1}{(\omega CR)^2}\right) \quad [\text{dB}] \quad (5.13)$$

したがって

$$\omega\to\infty \text{ のとき，} |\dot{G}|\to 0 \quad [\text{dB}]\ (1\text{倍})$$

$$\omega\to 0 \text{ のとき，} |\dot{G}|\fallingdotseq +20\times\log_{10}(\omega CR) \quad [\text{dB}]$$

となり，角周波数 ω の対数に比例する．

また，$|\dot{G}|=\dfrac{1}{\sqrt{2}}$（$-3\,\text{dB}$ に相当），つまり，$\omega=\dfrac{1}{CR}$ のときの周波数 $f_1\left(=\dfrac{1}{2\pi CR}\,\text{Hz}\right)$ を低域遮断周波数という．図 5.6 に示すように，$\dot{V}_\text{in}$ に対して $\dot{V}_\text{out}$ は位相角 $\phi=\tan^{-1}\dfrac{1}{\omega CR}$ となり，位相 $\tan^{-1}\left(\dfrac{1}{\omega CR}\right)$ だけ位相が進む．

(2) CR 低域通過フィルタ（low pass filter）（高域遮断フィルタ）

図 5.5 に示すように，高域通過フィルタとは逆に，コンデンサ C を通過する電流を求め，それにコンデンサ C の複素インピーダンス $\dfrac{1}{j\omega C}$ を乗算すると出力信号電圧 $\dot{V}_\text{out}$ となる．$\dot{V}_\text{out}=\dot{G}\cdot\dot{V}_\text{in}$ とすると，フィルタの伝達関数 $\dot{G}$ は，$\dot{G}=\dfrac{1}{1+j\omega CR}$ となるから，その大きさである電圧利得 $|\dot{G}|$ は

$$|\dot{G}|=\frac{1}{\sqrt{1+(\omega CR)^2}}$$

となる．利得を dB 換算すると

$$|\dot{G}|=20\times\log_{10}\frac{1}{\sqrt{1+(\omega CR)^2}}=-10\times\log_{10}\left(1+(\omega CR)^2\right) \quad [\text{dB}] \quad (5.14)$$

したがって

$$\omega\to 0 \text{ のとき，} |\dot{G}|\to 0 \quad [\text{dB}]\ (1\text{倍})$$

$$\omega\to\infty \text{ のとき，} |\dot{G}|\fallingdotseq -20\times\log_{10}(\omega CR) \quad [\text{dB}]$$

となり，角周波数 ω の対数に比例する．

また，$|\dot{G}|=\dfrac{1}{\sqrt{2}}$（$-3\,\text{dB}$ に相当），つまり，$\omega=\dfrac{1}{CR}$ のときの周波数

5.2 フィルタ回路と周波数特性

- CR低域通過フィルタ (LPF)

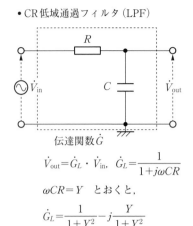
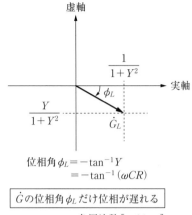

伝達関数 $\dot{G}$

$\dot{V}_{out} = \dot{G}_L \cdot \dot{V}_{in}, \quad \dot{G}_L = \dfrac{1}{1+j\omega CR}$

$\omega CR = Y$ とおくと，

$\dot{G}_L = \dfrac{1}{1+Y^2} - j\dfrac{Y}{1+Y^2}$

位相角 $\phi_L = -\tan^{-1} Y = -\tan^{-1}(\omega CR)$

$\dot{G}$ の位相角 ϕ_L だけ位相が遅れる

ω : 角周波数 [rad/sec]

図 5.5　CR 低域通過フィルタ

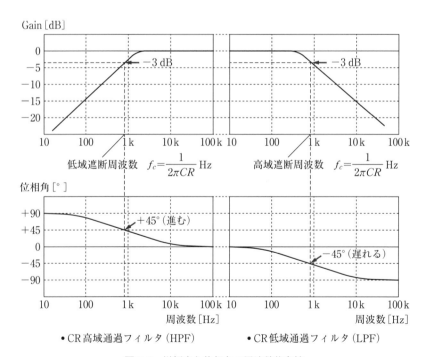

- CR高域通過フィルタ (HPF)
- CR低域通過フィルタ (LPF)

図 5.6　増幅度と位相角の周波数依存性

$f_2\left(=\dfrac{1}{2\pi CR}\,\text{Hz}\right)$ を高域遮断周波数という．図 5.6 に示すように，$\dot{V}_{\text{in}}$ に対して $\dot{V}_{\text{out}}$ は位相角 $\phi = -\tan^{-1}(\omega CR)$ となり，位相が $\tan^{-1}(\omega CR)$ だけ遅れる．

(3) CR 帯域通過フィルタ（band pass filter）

前述の CR 高域通過フィルタと CR 低域通過フィルタを図 5.7 に示すように，直列に接続すると，特定の周波数帯域のみ通過するフィルタが構成できる．たとえば心電計の場合，低域遮断周波数を 0.05 Hz，高域遮断周波数を 150 Hz になるように，C, R の値を設定することで必要な周波数領域の信号のみを取り出すことができる．

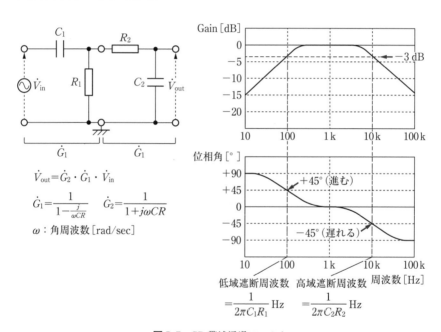

図 5.7　CR 帯域通過フィルタ

(4) LR フィルタ

CR フィルタと同様の周波数特性はコイル L と抵抗 R を用いても実現できるが，詳細は割愛する（図 5.8）．

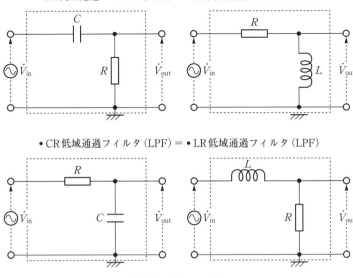

図 5.8　LR フィルタ

5.3　演算増幅器（オペレーショナルアンプ）

　直流増幅器として最もよく用いられるのは増幅率の大きい差動増幅器であり，かつて，アナログ式電子計算機に使われたことから演算増幅器（オペレーションアンプ）と呼ばれる．このオペアンプはトランジスタを中心とした複雑な電子回路で構成されており，集積回路（IC）化されている．したがって，中身の理解ではなく，その特徴を活かした信号処理としての使い方を中心に扱う．

5.3.1　負帰還増幅回路

　出力の一部を入力に戻す増幅回路を**帰還増幅回路**（feedback amplifier circuit）という．帰還には2種類あり，入力信号と同じ位相で戻す場合を**正帰還**（positive feedback：PFB），逆位相で戻す場合を**負帰還**（negative feedback：NFB）という．正帰還の場合は，入力信号と帰還された信号が合成されて増

幅器の利得が向上する．一方で，負帰還の場合は増幅器の利得は下がるが次のような利点がある．

① 利得の安定化
② 周波数特性の改善
③ ひずみ，雑音の減少

正帰還回路は主として発振回路等に用いられるが，信号処理が目的の場合は負帰還回路が利用される．

5.3.2 オペレーションアンプの特徴

演算増幅器（略してオペアンプともいう）は図 5.9 に示すように，反転および非反転の 2 本の入力端子と 1 本の出力端子をもつ．反転入力端子は $-$，非反転入力端子は $+$ の記号を表示して識別する．反転入力端子および非反転入力端子の入力電圧をそれぞれ v_1, v_2，オペアンプの増幅度を A とすれば，出力電圧 v_o は

$$v_o = A(v_2 - v_1) \tag{5.15}$$

で与えられる．式 (5.15) は 2 つの入力端子に同じ信号を加えた場合，出力電圧は 0 となることを示している．また，反転入力端子よりも非反転入力端子の電圧が大きいと入力信号の差分電圧が非反転増幅されて出力端子に現れ，その逆で非反転入力端子よりも反転入力端子の電圧が大きいと 2 つの入力信号の差分電圧が反転増幅されて出力端子に現れる．このような回路を**差動増幅回路**

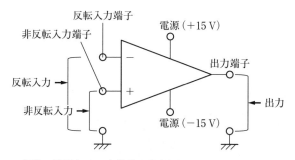

通常，電源 ($\pm 15\,\mathrm{V}$) 端子は省略される．

図 5.9 演算増幅器の電気記号

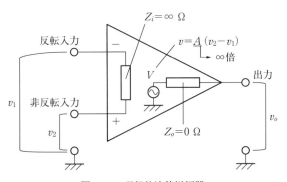

図 5.10 理想的演算増幅器

表 5.3 演算増幅器の理想特性と実際例

動作量	理想特性	実際例
開ループ利得 A_d（差動利得）	∞	$10^3 \sim 10^8$ 倍（60～160 dB）
同相利得	0	A_d の数千分の 1
入力インピーダンス Z_{in}	∞	数 100 k～10^{13} Ω
出力インピーダンス Z_{out}	0	100 Ω 未満
周波数特性（帯域幅）	直流から無限大まで平坦(∞)	～100 MHz
スルーレート SR	∞	0.1～1000 V/μs
ドリフト	0	

(differential amplifier circuit) という．

オペアンプ自体の増幅度（開ループ利得または，差動利得という）は非常に大きい（≒10^4 倍～）ため，わずかな差動入力により出力電圧は飽和する．したがって，オペアンプを信号処理を目的とした増幅器として使用する場合は抵抗やコンデンサを介した負帰還を用いて回路を構成する．ここではこの負帰還回路のみを扱う．

理想的なオペアンプの特性を図 5.10 および表 5.3 に示す．**スルーレート** (slew rate：SR) は 1 μs 当たりの電圧変化可能幅をいい，入力電圧の急激な変化に対する出力電圧波形のひずみを示す指標となる．これは内部のコンデンサを充放電するための遅れ時間に相当する．一方，ドリフトは時間経過や温度変化によって出力電圧が変動することであり小さい方が望ましい．ただ，汎用オペアンプでの規定はない．

5.3.3 各種演算増幅回路

ここでは安定した信号処理を目的とした7つの代表的なオペアンプの負帰還回路について扱う．入力電圧と出力電圧との関係を導くには，理想オペアンプの条件を考慮して，次のオペアンプ回路計算の基本を適用しながら考えを進めていくとよい．

オペアンプの回路計算の基本：
1) 入力インピーダンス Z_{in} が無限大であるから，**入力端子から内部へは入力電流は流れない．**
2) 出力インピーダンス Z_{out} がゼロであるから，出力端子から負荷に電流を流しても電圧降下が起きない．
3) オペアンプに負帰還をかけると，非反転入力端子と反転入力端子の間の電位差はゼロになる．つまり **2本の入力端子が同電位になる**ことから，これを**仮想短絡**（バーチャルショート，もしくはイマジナリーショート）という．

(1) 反転増幅器

図5.11の回路を反転増幅器といい，次の関係が成り立つ．

$$\left. \begin{array}{l} i_1 = i_2 \\ V_{in} - 0 = R_1 i_1 \\ 0 - V_{out} = R_2 i_2 \end{array} \right\} \quad (5.16)$$

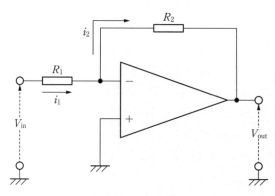

図5.11 反転増幅器

これより i_1 と i_2 を消去すれば

$$V_{\text{out}} = -\frac{R_2}{R_1} V_{\text{in}} \tag{5.17}$$

が得られる．負の記号は入力信号に対して出力信号の符号が反転することを意味している．ただし，dB 単位で増幅度を扱う場合は絶対値 $\left|-\dfrac{R_2}{R_1}\right| = \dfrac{R_2}{R_1}$ ［倍］で計算する．

(2) 非反転増幅器

図 5.12 の回路を非反転増幅器といい，次の関係が成り立つ．

$$\left.\begin{array}{l} i_1 = i_2 \\ 0 - V_{\text{in}} = R_1 i_1 \\ V_{\text{in}} - V_{\text{out}} = R_2 i_2 \end{array}\right\} \tag{5.18}$$

これより i_1 と i_2 を消去すれば

$$V_{\text{out}} = \left(1 + \frac{R_2}{R_1}\right) V_{\text{in}} \tag{5.19}$$

が得られる．

式 (5.19) で $R_1 = \infty\,\Omega$，$R_2 = 0\,\Omega$ としたときの回路を図 5.13 に示す．この場合，$V_{\text{out}} = V_{\text{in}}$ となるが，このような回路は生体センサなどの機器からの電圧信号を忠実に増幅器へ伝える目的で用いられ，電圧フォロア回路（またはボルテージフォロア回路）と呼ばれる．**電圧フォロワ回路**は，オペアンプの入出力インピーダンスを利用してインピーダンス変換を行う回路で，図 5.14 に示

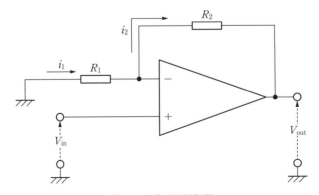

図 5.12 非反転増幅器

144　第5章　電子回路

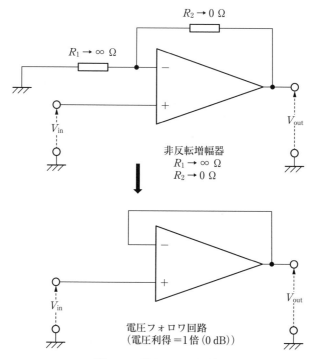

図 5.13　電圧フォロワ回路

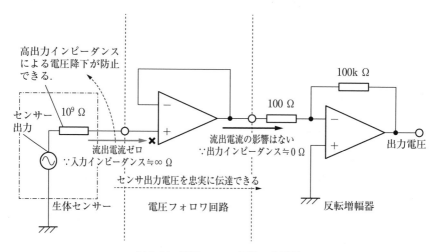

図 5.14　電圧フォロワ回路の応用例

すように，信号増幅の段階で，入力信号に電流が流れることでセンサからの出力に電圧降下が生じるのを防止する役割をもつ．

(3) 加算回路

図 5.15 の回路を加算回路といい，次の関係が成り立つ．

$$
\left.\begin{array}{l}
i_1+i_2+i_3=i_f \\
V_1-0=R_1 i_1 \\
V_2-0=R_2 i_2 \\
V_3-0=R_3 i_3 \\
0-V_\mathrm{out}=R_f i_f
\end{array}\right\} \quad (5.20)
$$

これより i_1, i_2, i_3, i_f を消去すれば，

$$
V_\mathrm{out}=-\left(\frac{R_f}{R_1}V_1+\frac{R_f}{R_2}V_2+\frac{R_f}{R_3}V_3\right) \quad (5.21)
$$

式 (5.21) は，V_out が，入力電圧 V_1, V_2, V_3 にそれぞれ特定の重み係数を掛けて和を求めた電圧となることを意味している．

また，$R_1=R_2=R_3=R$ とすると，V_out は

$$
V_\mathrm{out}=-\frac{R_f}{R}(V_1+V_2+V_3) \quad (5.22)
$$

となり，V_1, V_2, V_3 の和に比例した出力電圧を得ることができる．

加算回路と呼ばれるが，反転された電圧が出力されるので，「反転加算回路」と覚えておくとよい．

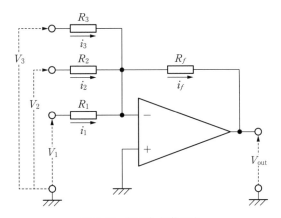

図 5.15 （反転）加算回路

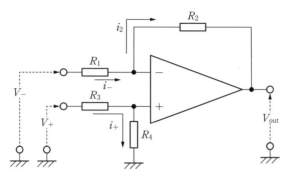

図 5.16 減算回路(差動増幅器)

(4) 減算回路(差動増幅器)

図 5.16 は 2 つの信号 V_-, V_+ の差を求める回路である.この回路を減算回路といい,出力電圧 V_out は次のようになる.

$$V_\text{out} = \frac{R_4(R_1+R_2)}{R_1(R_3+R_4)}V_+ - \frac{R_2}{R_1}V_- \tag{5.23}$$

式 (5.21) の導出は各自試みられたい.ここで

$$\frac{R_2}{R_1} = \frac{R_4}{R_3} \tag{5.24}$$

となるような $R_1 \sim R_4$ を適切に選ぶと

$$V_\text{out} = \frac{R_2}{R_1}(V_+ - V_-) \tag{5.25}$$

となり,V_-, V_+ の差に比例した出力が得られる.

生体電気信号を測定するとき,導電性の高い生体に誘起される雑音成分は静電気的,電磁的,漏えい電流などによるもので誘導され,場所によらず一定である.この生体内に発生する雑音は,この差動増幅器を使い,同相成分として減算することで除去できる.この能力を**同相除去比**(Common Mode Rejection Ratio:CMRR)といい

$$\text{CMRR} = \frac{差動利得 A_d}{同相利得 A_c} \quad [\text{dB}] \tag{5.26}$$

で与えられる.CMRR の考え方を図 5.17 に示す.

CMRR の大きい差動増幅回路は,外部雑音や誘起電圧などの同相成分を増

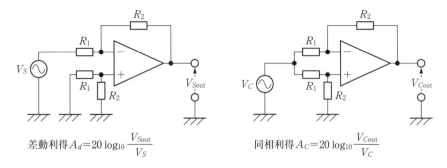

図 5.17 同相弁別比 CMRR（Common Mode Rejection Ratio）

幅しないで差動電圧のみを増幅する理想のオペアンプとなる．また，ドリフトやオフセットが少ないので，直流増幅器として用いられている．図 5.18 に 50 Hz の商用電源ノイズが除去される測定例を示す．2 つの抵抗 R_1, R_2 がおのおのまったく同じ値であれば，同相利得は $-\infty$ [dB] であるため，CMRR は ∞（理想的な値）となる．

(5) 積分回路

図 5.19 を積分回路といい，次の関係式から

$$V_{\text{in}} - 0 = Ri, \quad i = dQ/dt, \quad Q = \int i\,dt = C(0 - V_{\text{out}})$$

出力電圧 V_{out} は次のようになる．

$$V_{\text{out}} = -\frac{1}{CR}\int V_{\text{in}}\,dt \tag{5.27}$$

つまり，入力信号の時間積分に比例した出力信号が得られる．このような積分回路をミラー積分器という．図 5.19 に示すように，反転入力端子に入力電圧を加えているので，入力と出力の関係は極性が反転するため，「反転積分回路」

148　第5章　電子回路

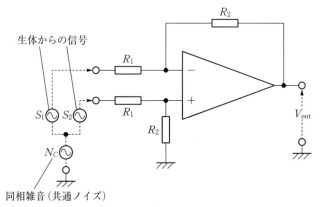

(a)

$$V_{\text{out}} = \frac{R_2}{R_1}[(N_C+S_2)-(N_C+S_1)] = \frac{R_2}{R_1}[S_2-S_1] \rightarrow 同相雑音 N_C が除去できる.$$

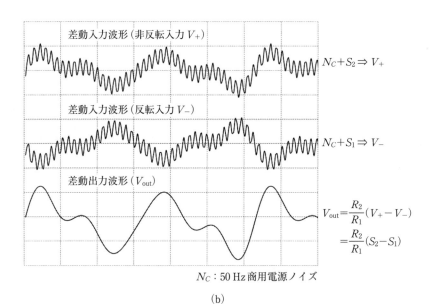

(b)

図 5.18　差動増幅器の応用（同相雑音の除去）

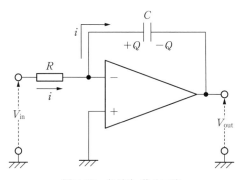

図 5.19 （反転）積分回路

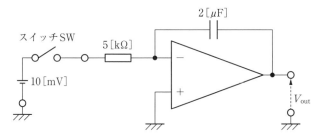

初期出力電圧 $V_{out}=0\,V$ のとき，スイッチSWを入れてから3秒後の出力電圧 V_{out} は，

$$V_{out} = -\frac{1}{2\mu \times 5k} \times \int_0^3 10mV dt = -100 \times [0.01\,t]_0^3 = -100 \times (0.03-0) = -3\,[V]$$

別の解法として，
スイッチを入れると5 kΩの抵抗に2 μAの電流が流れる（∵仮想短絡）．
オペアンプ入力端子への流入電流はゼロなので（∵入力インピーダンス＝∞ Ω），
その電流は全てコンデンサへの電荷蓄積に費やされる．したがって，$Q=CV$ より，
蓄積電荷の符号を考慮し，$V_{out}=-Q/C=2\,\mu A \times 3\,\sec / 2\,\mu F = -3\,[V]$

図 5.20　積分回路の応用例

と覚えるとよい．

　積分回路に直流電圧を入力した場合の出力電圧は時間に対して直線的に変化するので，放射線による電離電荷の積算量の計測やAD変換器などに利用される．積分回路の応用例を図 5.20 に示す．

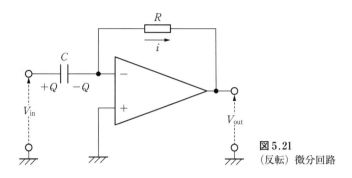

図 5.21
(反転) 微分回路

(6) 微分回路

図 5.21 を微分回路といい,次の関係式から

$$Q=C(V_{in}-0), \quad i=dQ/dt, \quad 0-V_{out}=Ri$$

出力電圧 V_{out} は次のようになる.

$$V_{out}=-RC\frac{dV_{in}}{dt} \tag{5.28}$$

つまり,入力信号の時間微分に比例した出力信号が得られる.また,積分回路と同様に反転入力端子に入力電圧を加えているので,入力と出力の関係は極性が反転するため,「反転微分回路」と覚えるとよい.

5.4 AD 変換・DA 変換

5.4.1 アナログ信号とデジタル信号

医用画像を例にとると,画像信号の位置情報は 2 次元空間の連続座標で定義され,画像の濃淡情報は X 線の線減弱係数や CT 値,MR 信号の強度などの連続的な物理量である.しかし,デジタル化されたコンピュータ内部ではすべての情報が 2 進数で処理されるため,連続量である位置情報と濃淡情報は離散的な値に変換しなければならない.連続的に変化する物理量を表現する信号を**アナログ信号** (analog signal) といい,空間座標と信号強度などの測定値の両者に対して離散化された信号を**デジタル信号** (digital signal) という.**AD 変換** (analog-to-digital conversion) はアナログ (連続) 信号をデジタル (離

散）信号へ変換することであり，**DA 変換**（digital-to-analog conversion）はその逆に，デジタル信号をアナログ信号へ変換することをいう．連続的なアナログ信号の位置情報を離散的な値にすることを**標本化**（sampling），連続的な濃淡情報などの測定値に対する離散化を**量子化**（quantization）という．一方，画像情報はもとより，近年ネットワークを介して行うすべての情報伝達がデジタル化している．そこで，元の信号であるアナログ信号とデジタル信号との相互変換（AD 変換，DA 変換）が必要となる．

5.4.2 標本化定理と量子化誤差

アナログ信号をデジタル信号に変換するとき，サンプリングの間隔が広く，量子化が粗い方がデータ量を節約できるが，データ量を減らしすぎると信号のもっている，目的とする重要な要素を失ってしまう恐れがある．また，サンプリング間隔が適切でない場合，信号に不要な周波数成分が重なって実在しない信号成分が出力される．したがって，AD 変換器の原理を学ぶためには，まず標本化処理と量子化処理の過程を知っておくことが非常に重要とある．

(1) 標本化

一般に，アナログ信号は多くの周波数成分を含んでいる．元の信号に含まれる周波数成分に応じて，標本化の間隔をどの程度に設定したらよいかの指標を与えるのが**標本化定理**（sampling theorem）である．

標本化定理によれば，目的とするアナログ信号に含まれる最も高い周波数を u_c とするとき，元の信号を完全に復元するためには，標本化間隔 Δx は

$$\Delta x \leq \frac{1}{2u_c} \tag{5.29}$$

を満足しなければならない．この標本化定理を満足する最高空間周波数 $u_N = u_c$ を**ナイキスト周波数**（Nyquist frequency）という．標本化定理を満足しない粗い間隔で標本化した場合，ナイキスト周波数よりも高い周波数成分が原因となって，元の信号の中に実在しない信号が現れる．この現象は**エリアシング現象**（aliasing error）と呼ばれ，画像信号の場合，モアレ縞（エイリアシング雑音）などの偽像が出現する．

エリアシングは標本化した後では取り除くことができないので，エリアシン

グの現象を避けるためには，元の信号を，サンプリングを行う前に**低域通過フィルタ**（low pass filter）に通して，信号から不要な高周波成分を取り除いておく必要がある．

(2) 量子化

量子化のステップでは，標本化された信号を有限のビット数の2進符号で符号化するため，元の標本化された信号に対して，誤差が生じる．この誤差を**量子化誤差**（quantization error）という．直線量子化の場合，2進符号が表すことのできる最小値を，LSB とすると，量子化誤差の最大値 ε は

$$\varepsilon = \frac{1}{2} LSB \qquad (5.30)$$

となる．

量子化誤差は，ビット数を増やすと小さくすることができる．

5.4.3 AD変換器

AD変換器は，演算増幅器（コンパレータ（比較器），加算回路，積分器），符号化回路，論理回路，スイッチング素子などの集積回路で構成されている．AD変換器とその特徴としては

　　高速型：並列比較型
　　中速型：逐次比較型（精度と速度のバランス良好）
　　低速型：連続計数型，二重積分型（精度良好）

が挙げられる．ここでは，逐次近似形と二重積分形について解説する．なお，高速型を除き，どのAD変換器にも入力端子直後にサンプルホールド回路が設置される（図5.22）．これは，ある一定時間入力電圧を一定に保持する機能で，AD変換中に入力レベルが変化しないようにする役割をもつ．標本化定理に基づき，このホールド時間はナイキスト周波数の2倍に相当する周期より短く，かつAD変換処理と同期をとって新しいデータへ入れ替えていく必要がある．

(1) 逐次比較型

逐次比較型の基本動作を図5.23に示す．この方式では，サンプルホールドされたアナログ入力とDAコンバータから帰還された電圧とをコンパレータ

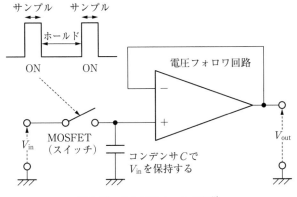

図 5.22　サンプルホールド回路

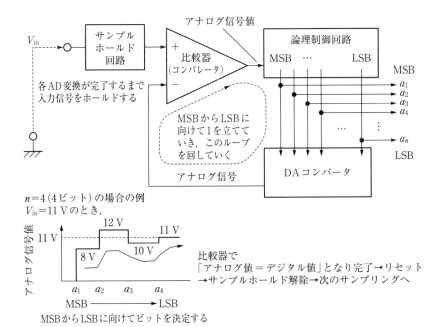

図 5.23　逐次比較型 AD 変換器

で比較しながら，両者の差が最小になるようにデジタル値を決定していく．具体的には，論理制御回路の信号により DA コンバータへの最上位ビット

(MSB) から最下位ビット (LSB) へ向けて "1" を立てながら, DA 変換した電圧をコンパレータで比較し, 上位から下位ビットに向けて順次ビット (0 または 1) を決定していく.

(2) 二重積分型

二重積分型 AD コンバータの動作原理を図 5.24 および図 5.25 に示す. この方式では, 入力 V_{in} (+電位とする) をある一定のカウント数 N_1 に達するまで時間積分して出力電圧 $-V_o$ を得た後, スイッチ S_1 を切り替えて入力電圧を $-V_r$ (基準電圧) にして, 0 V に戻すのに必要なカウント数 N_2 を求める.

$$V_{in} = \frac{N_2}{N_1} \times V_r \tag{5.31}$$

したがって, V_r に対応するデジタル値を事前に設定しておけば, 上式から V_{in} に対応するデジタル値が得られ, $V_o = V_{in} N_1 T = V_r N_2 T$ となる (T を 1 カウントの周期とすると, $N_1 T$, $N_2 T$ がおのおのの積分時間に相当する).

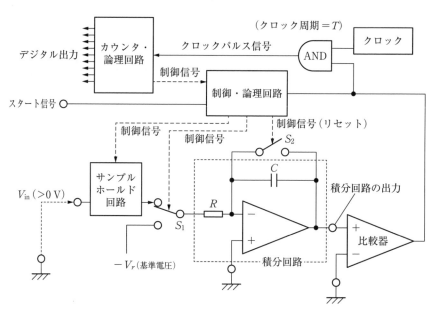

図 5.24 二重積分型 AD 変換器

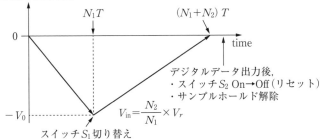

図 5.25 二重積分形 AD 変換器の動作原理

5.4.4 DA 変換器

DA 変換の代表的な方式を 2 つ挙げておく．

(1) 荷重抵抗型

演算増幅器による加算回路を適用する方式は加重抵抗型と呼ばれる．図 5.26 で

$$V_{\text{out}} = V_{\text{ref}} \times \left(\frac{R_F}{R_1} S_1 + \frac{R_F}{R_2} S_2 + \frac{R_F}{R_3} S_3 + \cdots + \frac{R_F}{R_n} S_n \right) \quad (5.32)$$

2 進数 $S_1, S_2, S_3, \cdots, S_n$ の 1, 0 をスイッチの ON，OFF に対応させて入力し

$$V_{\text{ref}} = 1\,[\text{V}]$$

$R_1 : R_2 : \cdots : R_{n-2} : R_{n-1} : R_n = R_F / 2^{n-1} : \cdots : R_F / 2^2 : R_F / 2^1 : R_F / 2^0$
となるように抵抗値を設定すると，式 (5.32) から

$$V_{\text{out}} = 2^{n-1} S_1 + 2^{n-2} S_2 + \cdots + 2^2 S_{n-2} + 2^1 S_{n-1} + 2^0 S_n \quad (5.33)$$

となり，抵抗値で重みを付けたことによって位取り記数法を回路で実現したことに相当する．

(2) 電流加算型，はしご型

図 5.27 は電流加算型と呼ばれる方式で，2 進数 $S_1, S_2, S_3, \cdots, S_n$ の 1, 0 をスイッチ S の ON，OFF に対応させて入力し，スイッチ S_m を "0" から "1" に切り換えると，対応する抵抗 $2^{m-1} R$ に電流 $I_m = V_{\text{ref}} / (2^{m-1} R)$ が流れる．

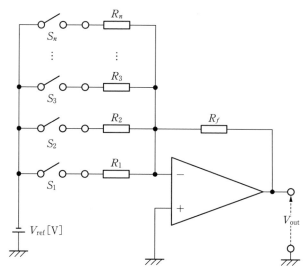

図 5.26 荷重抵抗型 DA 変換回路

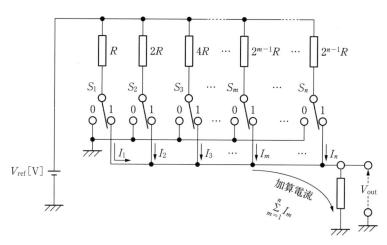

図 5.27 電流加算型 DA 変換回路

つまり，電流の総和 $\Sigma I_n = I_\text{out}$ は

$$I_\text{out} = \frac{V_\text{ref}}{R} \times \left(\frac{1}{2^0} S_1 + \frac{1}{2^1} S_2 + \frac{1}{2^2} S_3 + \cdots + \frac{1}{2^{n-1}} S_n \right) \quad (5.34)$$

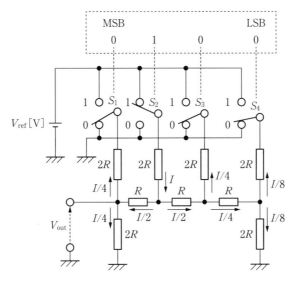

図 5.28　4 ビットはしご型 DA 変換回路

となり，2進数 $S_1, S_2, S_3, \cdots, S_n$（スイッチ）で重み付けされた電流値になる．その電流値を電圧に変換するとアナログ電圧信号 V_{out} として変換できる．

この方式では，重み付けに対応する抵抗値がすべて異なり，多種類の抵抗が必要となる問題点がある．そこで2種類の抵抗値（R, $2R$）のみを使用するはしご型回路がよく使われている．図 5.28 に示した4ビットの例では，1つのビット（S_2）に1（V_{ref}）を立てたとき，S_2 下の $2R$ に流れる電流 I は

$$I = V_{ref} / (3R)$$

となり，2Rの下部の分岐では左右に等しく分配される．その結果，V_{out} を構成するための抵抗 $2R$（左下）には，$I/4$ の電流が流れるため

$$V_{out} = 2R \times I/4 = V_{ref} / 6$$

となる．同様にして各1ビットのみに1を立てると，おのおの V_{out} は

$$S_1 : V_{ref} / 3, \; S_2 : V_{ref} / 6, \; S_3 : V_{ref} / 12, \; S_4 : V_{ref} / 24$$

となる．したがって複数のビットで1を立てた場合，重ね合わせの理を適用し

$$\begin{aligned} V_{out} &= S_1 \times V_{ref} / 3 + S_2 \times V_{ref} / 6 + S_3 \times V_{ref} / 12 + S_4 \times V_{ref} / 24 \\ &= \frac{V_{ref}}{24}(S_1 \times 8 + S_2 \times 4 + S_3 \times 2 + S_4 \times 1) \end{aligned} \tag{5.35}$$

となり，2^n で重み付けされていることが確認できる．

5.5 整流回路

交流を直流に変換することを整流という．**整流器**（rectifier）は電流を1方向だけに流す回路素子であり，ダイオードのような半導体整流器，二極真空管やケノトロンのような整流管がある．また，整流器を用いて交流を直流に変換する回路を整流回路（順変換回路）という．整流回路の方式は，大きく**半波整流**と**全波整流**に分けられ，電源回路に用いられる．

5.5.1 半波整流回路

図 5.29（a）の回路は，ダイオード D によって交流の正の半周期だけを利用する半波整流回路である．変圧器 T の 2 次側の極性は半周期ごとに反転し，ダイオード D に加わる極性も半周期ごとに反転する．

変圧器 T の 2 次側が正の半周期のとき，ダイオード D に順方向電圧が加わる．ダイオード D をスイッチ S に置き換えて考えると，図 5.29（b）に示すように，スイッチ S を閉じた状態となり負荷抵抗 R_L に電流が流れる．変圧器 T の 2 次側が負の半周期になると，ダイオード D には逆方向の電圧が加わるので，図 5.29（c）に示すように，スイッチ S を開いた状態となり，負荷抵抗 R_L に電流は流れない．

したがって，負荷抵抗 R_L には交流電源の正の半周期ごとに同一方向の電流が流れる．これを**半波整流**と呼び，整流波形は図 5.29（d）のようになる．

5.5.2 センタタップ式全波整流回路

図 5.30（a）に示すように，変圧器 T の 2 次側の巻線の中央に設けたセンタタップ C を中心に，半波整流回路を 2 つ組み合わせた方式の全波整流回路である．

変圧器 T の 2 次側が正の半周期のとき，ダイオード D_1 に順方向電圧，ダイオード D_2 には逆方向電圧が加わる．ダイオード D_1，D_2 をスイッチ S に置き換えて考えると図 5.30（b）のようになり，電流 i_1 が負荷抵抗 R_L に流れる．

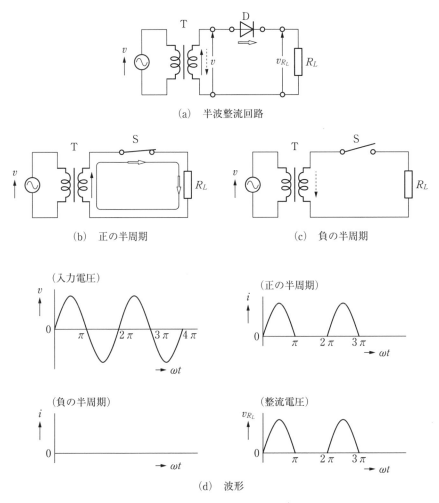

図 5.29 半波整流回路の動作[1]

また，変圧器 T の 2 次側が負の半周期のとき，ダイオード D_1 に逆方向電圧，ダイオード D_2 には順方向の電圧が加わるので，図 5.30 (c) のようになり，電流 i_2 が負荷抵抗 R_L に流れる．したがって，負荷抵抗 R_L には全周期にわたって同一方向の電流が流れる．これを**全波整流**と呼び，整流波形は図 5.30 (d) のようになる．

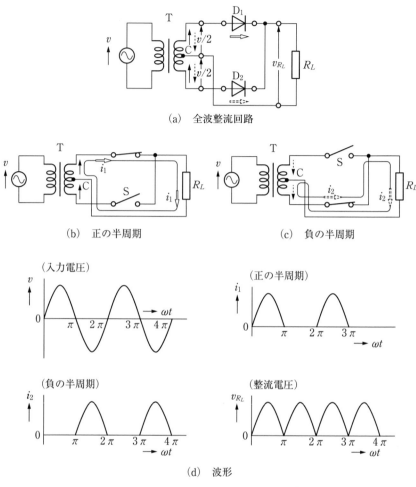

(a) 全波整流回路

(b) 正の半周期　　(c) 負の半周期

(d) 波形

図 5.30　センタタップ式全波整流回路[1]

5.5.3　ブリッジ式全波整流回路

図 5.31 (a) に示すように，同じ特性のダイオードを 4 個ブリッジ状に接続した全波整流回路である．この回路では，変圧器 T に中性点 C を設けていない．

5.5 整流回路

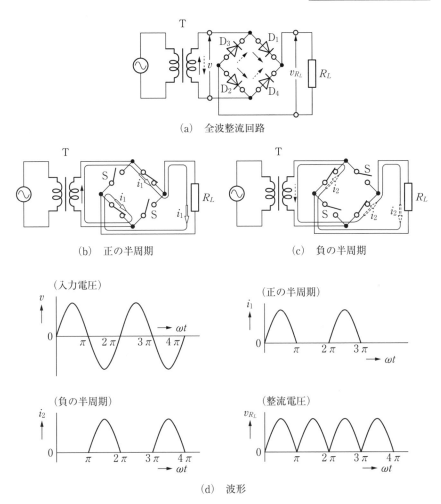

図 5.31 ブリッジ式全波整流回路[1]

変圧器 T の 2 次側が正の半周期のとき，ダイオード D_1，D_2 に順方向電圧，ダイオード D_3，D_4 には逆方向電圧が加わる．ダイオードをスイッチ S に置き換えて考えると図 5.31 (b) のようになり，電流 i_1 は図に示すような D_1，D_2 を流れる経路となる．変圧器 T の 2 次側が負の半周期のとき，ダイオード D_1，D_2 に逆方向電圧，ダイオード D_3，D_4 には順方向電圧が加わるので，電流 i_2

は図に示すような D_3, D_4 を流れる経路となる．したがって，負荷抵抗 R_L に流れる電流 i_1, i_2 は同一方向となり，交流の全周期にわたって負荷抵抗 R_L に電流が流れる．整流波形は図 5.31（d）のようになり，全波整流される．

5.6 二極真空管

5.6.1 熱電子放出

金属内の自由電子が空間に飛び出すためには，金属の種類で決まる一定のエネルギー ϕ を必要とし，ϕ を**仕事関数**（work function）という．金属を加熱して温度を上昇させると金属表面の自由電子が仕事関数以上のエネルギーを得て金属表面から飛び出すようになる．これを**熱電子放出**（thermionic emission）といい，飛び出した電子を**熱電子**（thermions）という．

金属を温度 T[K] に加熱するとき，単位時間に金属表面から放出される熱電子流 I_s は次式（Richardson-Dushman の式）で表される．

$$I_s = SAT^2 e^{-\frac{e\phi}{kT}} \quad [\text{A}] \tag{5.36}$$

ここで，S は面積，e は電子の電荷，k はボルツマン定数（$k=1.38\times10^{-23}$ J·K^{-1}）である．また，A は**熱電子流放出定数**（thermionic emission constant）と呼ばれる定数で，純金属に対する理論値は 120.4 A·cm^{-2}·K^{-2} である．I_s を**飽和電流**（saturation current）と呼ぶ．ϕ の値は [W] で 4.5 eV 程度である．式から明らかなように，フィラメントの温度が高くなるほど，また仕事関数が小さいほど I_s は大きくなる．

5.6.2 二極真空管の静特性

内部を $10^{-5}\sim10^{-6}$ torr 程度まで排気した容器の内部に**陰極**（cathode）と**陽極**（anode）の 2 個の電極を封入したものを**二極真空管**（vacuum tube）という．陰極はヒータと呼ばれる細いタングステンのフィラメントに電流を流して加熱すると，表面から熱電子を放出させる．陽極が陰極に対して正電位にある場合，陰極から放出された熱電子は電極間電位により加速されて陽極に流れ着くため，陰極・陽極間に陽極電流が流れることになる．逆に陽極の電位が陰極に対して負電位にある場合，内部電界が熱電子に反発力を与えるため，陽極電

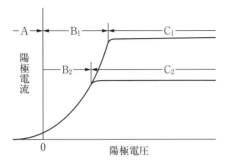

図 5.32
二極真空管の特性

流は流れない.したがって,二極真空管は整流作用を示す.

図 5.32 に陽極電圧 V_p と陽極電流 I_p の静特性を示す.領域 C の陽極電流は式 (5.36) の飽和電流で表される.すなわち,陰極から発生した熱電子のすべてが陽極にたどり着いているため,陽極電流は陽極電圧に無関係に陰極の温度だけで定まることを示している.領域 C の部分の陽極電流を**温度制限電流**(temperature limited current)と呼んでいる.

一方で,領域 B では陽極電流は陰極の温度にはほぼ無関係となり,陽極電圧の増加に伴い急速に増加している.この領域では,陰極で発生した熱電子の一部しか陽極にたどり着くことができず,残りの熱電子は陰極前面付近の空間に滞留している.滞留した熱電子を**空間電荷**(space charge),領域 B の部分の陽極電流を**空間電荷電流**(space charge current)という.この現象は,負電荷を帯びた空間電荷の分布が陰極面上の電界強度を見かけ上減少させるために生じる.

空間電荷電流の挙動は電極の幾何学的な形状により定まり,陽極電流 I_p と陽極電圧 V_p の間には次の関係がある.

$$I_p = G V_p^{\frac{3}{2}} \quad [\text{A}] \tag{5.37}$$

G は電極の幾何学的形状により定まる定数で,**パービアンス**(perveance)といい,式 (5.37) を**チャイルド・ラングミュア**(Child-Langmuir)の式と呼んでいる.つまり,空間電荷電流は陽極電圧の 3/2 乗に比例することになり,陰極の材質や温度には無関係である.この関係を **3/2 乗の法則**(three-halves power law)と呼んでおり,真空管の特性を表す重要な法則である.

図 5.32 の A の部分では,陰極が陽極に対して正電位であるにも関わらず,

わずかに陽極に電流が流れている．これは，陰極が放出された熱電子の一部が初速度を有するために，陽極にたどり着くために生じる．この部分の電流を**初速度電流**（initial-rate current）という．

演習問題

5.1 負帰還増幅回路で誤っているのはどれか．
1. 増幅度は低下する．
2. 電子部品の経時変化による変動を減少させる．
3. 出力の雑音を低下させる．
4. 入力インピーダンスを変換できる．
5. 周波数帯域幅を狭くする．

5.2 増幅器の電圧利得が 20 dB のとき，出力電圧は入力電圧の何倍か．
1. 1　　　2. 10　　　3. 20　　　4. 50　　　5. 100

5.3 演算増幅回路を図1，その入力波形を図2に示す（図（問題 5.3））．入力波形を V1, V2 に入力したときの出力波形はどれか．

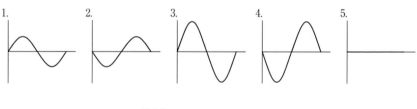

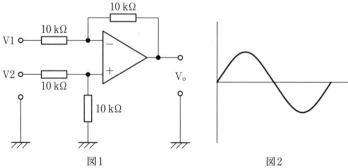

図　（問題 5.3）

5.4 電圧利得 60 dB の直流増幅器の入力端子を短絡した状態で，出力電圧が直流電圧 100 mV であるとき，入力換算オフセット電圧 [mV] はどれか．
1. 0.01   2. 0.05   3. 0.1   4. 0.5   5. 1.0

5.5 図（問題 5.5）の回路で電圧増幅度 V_o/V_i はどれか．
1. 10   2. 200
3. 201   4. 2,000
5. 2,001

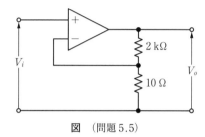

図　（問題 5.5）

5.6 理想的なオペレーションアンプの条件で誤っているのはどれか．
1. 増幅率が無限大である．
2. 入力インピーダンスが 0 である．
3. 出力インピーダンスが 0 である．
4. 周波数帯域が直流から無限大までである．
5. 無信号入力のときの出力信号は 0 である．

5.7 図（問題 5.7-1）の回路で図（問題 5.7-2）の入出力波形を得た．正しい関係はどれか．
1. CR＜T   2. CR＝T
3. CR＝$\frac{1}{T}$ 4. CR＞T
5. CR≫T

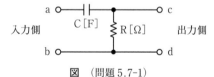

図　（問題 5.7-1）

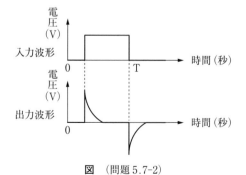

図　（問題 5.7-2）

5.8 図（問題5.8）の回路で v_o を表す式はどれか．

1. $-\dfrac{C}{R}v_i$　　2. $\left(1+\dfrac{C}{R}\right)\int v_i dt$
3. $-\dfrac{1}{CR}\int v_i dt$　　4. $-CR\dfrac{dv_i}{dt}$
5. $(v_i - v_o)\dfrac{C}{R}$

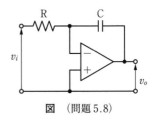

図　（問題5.8）

5.9 図（A）（問題5.9）で表される電圧を図（B）（問題5.9）の ab 間に加えたとき，流れる電流 i の最大値は何 A か．

1. 0.37　　2. 0.63　　3. 0.74　　4. 1.26　　5. 2.00

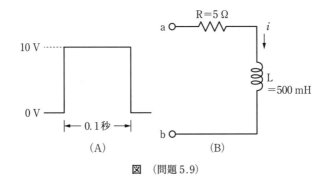

図　（問題5.9）

5.10 変圧器とコンデンサの回路を図（問題5.10）に示す．

変圧器の1次側に200Vの正弦波交流電圧を加えたとき，ダイオードDにかかる逆電圧の最大値[V]はどれか．

ただし，1次側と2次側の変圧器の巻数比は1:2とする．

1. 200　　2. $200\sqrt{2}$　　3. 400
4. $400\sqrt{2}$　　5. $800\sqrt{2}$

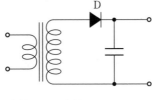

図　（問題5.10）

5.11 二極真空管の特性曲線を図（問題5.11）に示す．
正しいのはどれか．
1. (1)は電流が流れない領域である．
2. (2)は陽極電流が陽極電圧の3/2乗に比例する領域である．
3. (2)は陰極温度に制限された電流が流れる領域である．
4. (3)は空間電荷に制限された電流が流れる領域である．
5. T_1はT_2に比べてフィラメント加熱電流が多い．

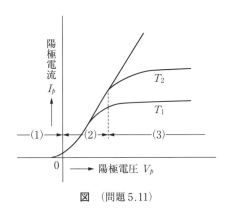

図 （問題5.11）

5.12 二極真空管の空間電荷領域において陽極電圧36V，陽極電流216mAのとき，陽極電圧を64Vにすると陽極電流[mA]はどれか．
1. 122   2. 192   3. 382   4. 512   5. 762

〈参考文献〉
1) 稲垣米一他：工専学生のための電気基礎，コロナ社，1984

6 変圧器

6.1 変圧器の原理

6.1.1 変圧器の構成

変圧器(transformer)は,鉄心に巻かれた2組の巻線の電磁誘導を利用して,交流電圧を任意の大きさに変えて伝達する装置である.図6.1に,変圧器の構成原理図を示す.電源側(1次側)の巻線を**1次巻線**,負荷側(2次側)の巻線を**2次巻線**と呼ぶ.1次巻線に流れる電流の変化に伴う磁束 Φ が作られ,この磁束 Φ が鉄心を通って2次巻線を貫き,2次巻線に起電力が誘導される.

このとき,磁束 Φ の変化に伴い,鉄心内部にも起電力が誘導されるため電流が流れる.このようにして発生する電流を**うず電流**と呼び,損失を生じる.

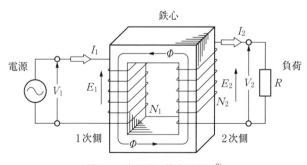

図 6.1 変圧器の構成原理図[3]

この損失を減少させるために，変圧器の鉄心材料は，薄い**ケイ素鋼板**を何枚も積み重ねた**成層鉄心**が使われている．

6.1.2 理想変圧器

図 6.2 (a) のような，1 次巻線の巻数を N_1，2 次巻線の巻数を N_2 とするような変圧器がある．2 次側に何も接続しない状態で，1 次側に流れる電流を**励磁電流**（exciting current）と呼ぶ．いま，1 次巻線に交流電圧 v_1 を加えると，励磁電流 i_1 が流れ，その起磁力 $F = N_1 i_1$ [AT] により，鉄心内に磁束 Φ を生じる．この磁束 Φ の時間的な変化によって，両巻線に起電力 e_1, e_2 が誘導されるが，1 次起電力 e_1 は電源電圧 v_1 を打ち消すように誘導される．

ここで簡単のために，巻線の抵抗，鉄損，磁気飽和などは無視できるものとし，磁束はすべて鉄心の中だけを通り両巻線と鎖交するものと仮定する．一般に，前述の仮定のほかに，鉄心の透磁率 μ が無限大で励磁電流も無視できるような条件を備えた，仮想上の変圧器を**理想変圧器**（ideal transformer）と呼んでいる．

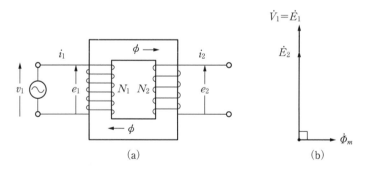

図 6.2 理想変圧器とベクトル図[2)]

6.1.3 無負荷状態

図 6.2 (a) に示すように，2 次側に何も接続しない状態（無負荷状態）では，電磁誘導により次の関係式が成立する．

6.1 変圧器の原理

$$v_1 = e_1 = N_1 \frac{d\phi}{dt} \quad [\text{V}] \tag{6.1}$$

$$e_2 = N_2 \frac{d\phi}{dt} \quad [\text{V}] \tag{6.2}$$

いま,交流の周波数を f [Hz],角速度を $\omega = 2\pi f$ [rad/s] とする.また,加える交流の電圧を

$$v_1 = V_{1m} \cos \omega t = \sqrt{2} V_1 \cos \omega t \quad [\text{V}] \tag{6.3}$$

とすれば

$$v_1 = e_1 = E_{1m} \cos \omega t = \sqrt{2} E_1 \cos \omega t \quad [\text{V}] \tag{6.4}$$

$$e_2 = \frac{N_2}{N_1} e_1 = E_{2m} \cos \omega t = \sqrt{2} E_2 \cos \omega t \quad [\text{V}] \tag{6.5}$$

を得る.ただし,それぞれの最大値を V_{1m}, E_{1m} および E_{2m},それぞれの実効値を V_1, E_1 および E_2 とする.

次に,式 (6.1) より

$$\phi = \int d\phi = \int \frac{e_1}{N_1} dt = \frac{E_{1m}}{N_1} \int \cos \omega t \, dt \quad [\text{Wb}] \tag{6.6}$$

が得られ,同様に式 (6.2) を解き,整理すると

$$\phi = \frac{E_{1m}}{N_1 \omega} \sin \omega t = \frac{E_{2m}}{N_2 \omega} \sin \omega t \quad [\text{Wb}] \tag{6.7}$$

が得られ,ϕ の最大値を Φ_m として置き換えれば

$$\phi = \Phi_m \sin \omega t = \Phi_m \cos \left(\omega t - \frac{\pi}{2} \right) \quad [\text{Wb}] \tag{6.8}$$

となる.

式 (6.8) と式 (6.4),式 (6.5) の関係から,v_1 が正弦波であれば磁束 ϕ も正弦波状に変化し,位相は v_1 より $\frac{\pi}{2}$ 遅れる.図 6.2 (b) は,無負荷状態の変圧器のベクトル関係を図示したものである.

したがって,式 (6.3) と式 (6.4),式 (6.5) の関係から

$$\frac{V_1}{E_2} = \frac{E_1}{E_2} = \frac{N_1}{N_2} = a \tag{6.9}$$

となる.ここで,$a = N_1/N_2$ は**巻数比**(turn ratio)と呼ばれる.すなわち,1 次と 2 次の誘導起電力の比は巻数比に等しい.

6.1.4 負荷状態

いま,図 6.3(a)のように,2次側に抵抗 R とリアクタンス X のような負荷を接続し,負荷電流 $\dot{I}_2$ が流れたとする.この場合,無負荷時に生じていた磁束に加え,$\dot{I}_2$ が流れたことで鉄心中に起磁力 $N_2\dot{I}_2$ が生じ,**右ねじの法則**により磁束 $\dot{\Phi}_2$ が作られる.この磁束 $\dot{\Phi}_2$ は鉄心を通り 1 次巻線とも鎖交する.このため,1 次巻線には磁束 $\dot{\Phi}_2$ を打ち消すように磁束 $\dot{\Phi}_1$ が起磁力 $N_1\dot{I}_1$ によって作られる.磁束の大きさのみに着目すれば $\Phi_1 = \Phi_2$ であるから

$$N_1 I_1 = N_2 I_2 \tag{6.10}$$

が成立する.したがって

$$\frac{I_2}{I_1} = \frac{N_1}{N_2} = a \tag{6.11}$$

となる.負荷の端子電圧を図 6.3(a)のように,$V_2 = E_2$ とおけば

$$\frac{V_1}{V_2} = \frac{N_1}{N_2} = a \tag{6.12}$$

が得られる.図 6.3(b)は,負荷時の変圧器のベクトル関係を図示したものである.ただし,φ は負荷の力率角である.

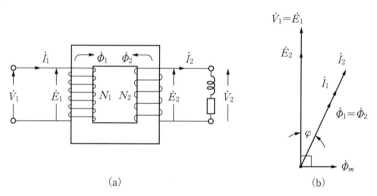

図 6.3 負荷時の変圧器とベクトル図[2)]

6.2 実際の変圧器

6.2.1 ヒステリシス現象と漏れ磁束

理想変圧器では，**磁気飽和現象**（magnetic saturation）や**ヒステリシス現象**（hysteresis）は無視してきた．しかし，実際の変圧器では，電源電圧 v_1 が正弦波状に変化したとき，磁束 ϕ の変化は鉄心の飽和やヒステリシスの影響を受けることになる．その結果，図 6.4 に示すように，励磁電流の波形は**ひずみ波**となり，多くの**高調波**（**第 3 調波**，**第 5 調波**）を含むことになる．

理想変圧器の仮定では，磁束はすべて鉄心の中だけを通り両巻線と鎖交するものとした．しかし，実際の変圧器では，図 6.5 (a) に示すように，1 次巻線と 2 次巻線の両方に鎖交する**主磁束**（main flux）$\dot{\Phi}$ の他に，1 次巻線とだけ鎖交し，2 次巻線と交わらない磁束 $\dot{\Phi}_{l1}$ と，2 次巻線とだけ鎖交し，1 次巻線と交わらない磁束 $\dot{\Phi}_{l2}$ がある．これらは**漏れ磁束**（leakage flux）と呼ばれる．

磁束のうち，主磁束 $\dot{\Phi}$ は両巻線に起電力を誘導するが，1 次漏れ磁束 $\dot{\Phi}_{l1}$ は 1 次巻線だけに起電力を誘導し，2 次漏れ磁束 $\dot{\Phi}_{l2}$ は 2 次巻線だけに起電力を誘導する．

このような漏れ磁束による起電力は，図 6.5 (b) に示すように，漏れ磁束のない理想変圧器の 1 次側および 2 次側に，直列に接続されたインダクタンス

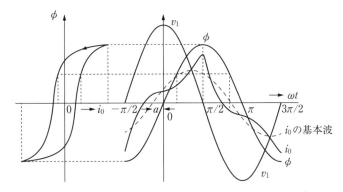

図 6.4 鉄心のヒステリシスによる励磁電流波形のひずみ[1]

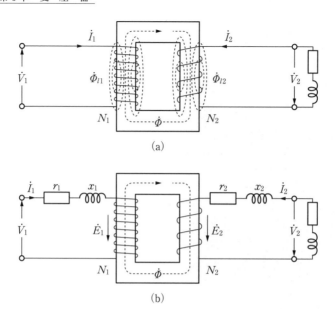

図 6.5 漏れ磁束と巻線抵抗がある実際の変圧器の考え方[1]

L_{l1}, L_{l2} によって生じるリアクタンス電圧降下として取り扱うことができる. ここで,$x_1=\omega L_{l1}$, $x_2=\omega L_{l2}$ は**漏れリアクタンス**(leakage reactance)と呼ばれる.

6.2.2 巻線抵抗

理想変圧器の仮定では,巻線の抵抗は無視した.しかし,実際の変圧器の巻線には抵抗があるため,電圧降下と銅損が伴う.

このような巻線抵抗による影響は,1次巻線の抵抗をr_1,2次巻線の抵抗をr_2とおけば,図 6.5 (b) に示すように,理想変圧器の1次側および2次側に,それぞれ直列に接続された抵抗r_1, r_2として,その影響を表すことができる.

図 6.5 (b) から,実際の変圧器における電圧式を考えると,1次側の端子電圧 $\dot{V}_1$ と 2 次側の端子電圧 $\dot{V}_2$ は,それぞれ次のように表される.

$$\dot{V}_1 = -\dot{E}_1 + r_1\dot{I}_1 + jx_1\dot{I}_1 \quad [\text{V}] \tag{6.13}$$

$$\dot{V}_2 = \dot{E}_2 - r_2 \dot{I}_2 - jx_2 \dot{I}_2 \quad [\text{V}] \tag{6.14}$$

すなわち，$-\dot{E}_1$は電圧供給に対して**逆起電力**（counter electromotive force）となることを示す．

6.3 変圧器の特性

6.3.1 定　　格

変圧器の**定格**（rating）とは，指定された電圧・電流・周波数・力率の条件における使用限度をいう．また，変圧器の温度上昇を許容値以内に抑えるには，熱発生の原因となる鉄損と銅損を制限しなければならない．すなわち，電圧によって定まる鉄損と，電流によって定まる銅損の関係から，温度上昇は電圧と電流の積である皮相電力によって定まる．

したがって，変圧器の**定格出力**は，定格2次電圧・定格2次電流・定格周波数および定格力率のとき，2次側の端子間に得られる皮相電力いい，これを**定格容量**と呼び，[VA]，[kVA] などの単位で表す．**定格力率**は，特に指定されない場合は100%と見なしてよい．

定格1次電圧は**定格2次電圧**に巻数比を掛けたものである．**定格1次電流**は，**定格2次電流**を巻数比で割ったものをいい，実際の1次電流はこれに励磁電流を加えたものになる．定格1次電圧と定格1次電流の積は定格容量に等しい．

6.3.2 電圧変動率

変圧器を負荷状態から無負荷状態にすると2次側の端子電圧は上昇する．その変化の程度は**電圧変動率**（voltage regulation）と呼ばれる．

変圧器の2次側に指定力率の定格電流をI_{2n} [A] を流したとき，2次側の端子電圧が定格電圧 V_{2n} [V] になるように1次側の端子電圧を調整する．次に，1次側の電圧をそのままにして，2次側を無負荷としたときの2次側の端子電圧を V_{20} [V] とすると，電圧変動率 ε は次式で表される．

$$\varepsilon = \frac{V_{20} - V_{2n}}{V_{2n}} \times 100 \quad [\%] \tag{6.15}$$

電圧変動率 ε は，近似的に次式で求めることができる．

$$\varepsilon = \left(\frac{V_{20}}{V_{2n}} - 1\right) \times 100 \quad [\%] \qquad (6.16)$$

一般に，変圧器容量が大きいほど，電圧変動率 ε は小さな値となる．電源回路においては，電圧変動率 ε が小さいほど安定した性能であり，接続された機器に与える影響は小さい．

6.3.3 変圧器の損失

変圧器の**損失**（loss）は，大きく**無負荷損**と**負荷損**に分類される．無負荷損には，ヒステリシス損 p_h とうず電流損 p_e があり，両者の和を鉄損 P_i という．負荷損には銅損 P_c（1次銅損 P_{c1}，2次銅損 P_{c2}），および浮遊負荷損 P_{st} がある（図6.6）．

交番する磁束によって生じる**鉄損**（iron loss, core loss）は，**ヒステリシス損**（hysteresis loss）と**うず電流損**（eddy current loss）に分けられる．うず電流の大きさは鉄板の厚さの2乗に比例するため，変圧器の鉄心材料は，なるべく薄い鋼板を積み重ねた方がよい．商用周波数で使用する変圧器では，全鉄損の約80%がヒステリシス損である．しかし，ヒステリシス損は周波数に比例し，うず電流損は周波数の2乗に比例して増加するため，高い周波数で使用する変圧器では，うず電流損の割合が増加する．

銅損（copper loss）は巻線の抵抗損であり，ジュール熱を発生し，負荷電流

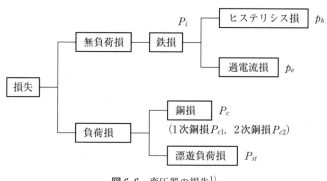

図6.6 変圧器の損失[1]

の2乗に比例する．1次巻線および2次巻線の銅損をそれぞれ1次銅損 P_{c1}, 2次銅損 P_{c2} といい，変圧器の銅損 P_c は次式で与えられる．

$$P_c = P_{c1} + P_{c2} = r_1 I_1{}^2 + r_2 I_2{}^2 \quad [\text{W}] \tag{6.17}$$

漂遊負荷損（stray load loss）は，巻線内部や変圧器を構成する金属に漏れ磁束が鎖交したときに発生するうず電流によって生じる損失であるが，普通は非常に小さい．

6.3.4 効　　率

変圧器の**効率**（efficiency）は2次出力電力 P_2[W] と1次入力電力 P_1[W] との比で表す．変圧器の損失は一般に小さく，入力と出力の差が少ないため，実際の負荷状態における出力と入力の比である実測効率ではなく，出力と損失を基準として計算する**規約効率**（conventional efficiency）が用いられる．全損失 P_l[W] を規約に基づいて測定または算定すれば，効率 η は次式で計算できる．

$$\eta = \frac{P_2}{P_1} = \frac{P_2}{P_2 + P_l} = \frac{V_2 I_2 \cos\varphi_2}{V_2 I_2 \cos\varphi_2 + (P_i + P_c + P_{st})} \tag{6.18}$$

一般に，変圧器は定格の60％程度で運転すると効率が良いとされる．いま，負荷損（銅損と漂遊負荷損）を $P_c + P_{st} = R_l I_2{}^2$[W]　とおけば

$$\eta = \frac{V_2 I_2 \cos\varphi_2}{V_2 I_2 \cos\varphi_2 + (P_i + R_l I_2{}^2)} = \frac{V_2 \cos\varphi_2}{V_2 \cos\varphi_2 + (P_i/I_2 + R_l I_2)} \tag{6.19}$$

となる．上式で，V_2 と $\cos\varphi_2$ は一定であるから，効率 η が最大となる I_2 の値

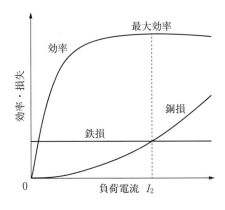

図6.7
負荷電流と損失および効率の関係[1)]

は，$(P_i/I_2+R_tI_2)$ を最小にする I_2 の値となる．また，$d(P_i/I_2+R_tI_2)/dI_2=0$ の条件から

$$P_i=R_tI_2^2 \tag{6.20}$$

の関係を得る．すなわち，無負荷損＝負荷損のとき効率 η は最大となる．漂遊負荷損を無視すると，図6.7に示すように，鉄損と銅損が等しいような負荷のときに**最大効率**（maximum efficiency）となる．

═══════════ 演習問題 ═══════════

6.1 巻数比 (N_2/N_1) が 1,200 のトランスの 2 次側にインピーダンス Z を図（問題6.1）のようにつないだ．1 次側からみたインピーダンスはどれか．ただし，L_1, L_2 は無限大で，洩れインダクタンスはないものとする．

1．$2.9\times10^{-2}Z$ 　　2．$8.3\times10^{-4}Z$
3．$4.2\times10^{-4}Z$ 　　4．$6.9\times10^{-7}Z$
5．$2.9\times10^{-9}Z$

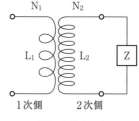

図 （問題6.1）

6.2 単相変圧器の定格二次電圧が 100 V，巻数比 100：1，電圧変動率 5% のとき，定格負荷時の一次電圧は何 V か．

1．0.95　　2．1.05　　3．105
4．9,500　　5．10,500

6.3 容量 30 kVA，巻数比 $n_1/n_2=30$ の変圧器で，定格負荷における 2 次電流 [A] はどれか．
ただし，n_1 は 1 次巻線数，n_2 は 2 次巻線数，1 次電圧は 6,000 V とし，損失は無視する．

1．0.16　　2．1　　3．6　　4．150　　5．900

〈参考文献〉

1) 野中作太郎：電気機器（Ⅰ），応用電気工学全書，森北出版，1995
2) 磯村滋宏他：電気電子工学概論，朝倉書店，2000
3) 稲垣米一他：工専学生のための電気基礎，コロナ社，1984

7 生体への影響

7.1 電磁気現象と生体

7.1.1 電磁波による影響

X線やγ線等のエネルギーの高い電磁波は電離放射線といわれ，DNA（デオキシリボ核酸）の破壊など生体に重大な影響を及ぼすことが知られている．一方，イオン化するだけのエネルギーをもたない低エネルギーの電磁波は非電離放射線といわれ，生体に対する影響は神経刺激（感電）および熱的作用（体温上昇）の2つと考えられている．しかし，長期間の低レベル電磁界の生体に与える影響などは研究段階であり未だ不明な点が多い．

7.1.2 磁界による影響

生体は磁気的にはほぼ透明なので，磁界と人体組織の直接的影響を考える必要はほとんどなく，高周波磁界と人体との結合は磁界の誘導する電界による影響と考えてよい．ただし，MRI装置で使用されるような強磁界の生体に対する影響は不明な点も多く，現在医療用MRI装置は磁束密度3[T]以下に制限されている．

7.1.3 神 経 刺 激

体内に電流が流れると神経細胞の細胞膜に電位差が生じ，ある値を超えると神経細胞が興奮する．刺激作用は電磁界によって生体組織に誘導される電流の

ために神経や筋が興奮し,不随意な運動が生じる.この現象は 30[kHz] 以下の低周波で問題となる.筋細胞も同様に心筋や呼吸筋が電気刺激されると心停止や呼吸停止につながる恐れがある.心筋に直接 20[mA] 程度の電流が流れると心室細動(正常の心筋収縮運動とは無関係な不規則運動)を生じさせる.心筋に直接電流が流れて受ける影響をミクロショックという(後述).これに対して,体外から電流を流したときには,100[mA] 程度で心停止につながることもある.

7.1.4 熱的作用

電磁界によって生体が発熱する作用を熱的作用と呼ぶ.電磁界が時間的に速く変化すると表皮効果によって細胞膜にかかる電圧が下がるので神経刺激作用が低下し,熱的作用が支配的になる.体重 1[kg] 当たり 1 秒間に吸収されるエネルギーとして SAR(**比吸収率**:Specific Absorption Rate)[単位:W/kg] が定義されている.電磁界の熱的作用による生体への影響については,以下に述べる安全基準が定められている.

(1) 全身 SAR:0.4[W/kg]

深部体温上昇による生体影響の指標であり,動物実験では SAR が 4〜8[W/kg] を超えると体温の上昇に伴う熱調節行動など,さまざまな生体影響が生じることが知られている.人体では安全率を考慮して,その 1/10 である 0.4[W/kg] が防護指針となる.

(2) 局所 SAR:8[W/kg]

ファントム内の局所 SAR は全身平均の約 20 倍なので,全身 SAR の 20 倍である 8[W/kg] が防護指針である.身体の局所に集中して曝露されると,深部体温には影響が及ばなくても局所の組織の温度が上昇する.生体組織の局所に電力吸収が集中すると局所組織が上昇し,44℃ 程度以上に長時間保たれると熱傷などの障害が生じる.眼球では 41℃ 程度で白内障が生じる.携帯電話など専門家の管理下でない状況で使用されるものは,さらに 1/5 の 1.6[W/kg] を上限とする.

MRI 装置では.全身 SAR は 2.0[W/kg].頭部 SAR は 3.2[W/kg] 以下に制限されている.

(3) 熱的作用の生体への影響

電磁界のエネルギーを吸収した結果による体温上昇に起因しているので，安全基準を守っている限り危険性はほとんどない．しかし，電磁界の生体への悪影響としては，白内障，不妊，胎児奇形などが報告されている．

7.1.5 非熱的作用

非熱的作用の場合も生体組織内部の電界による影響が支配的と考えられる．神経刺激や熱的作用以外に電磁界が生体に及ぼす影響に関する明確な結論は出ていないが，下記のような報告がある．

低レベル電磁界への継続的曝露の影響：

長期にわたり熱的作用は無視できる程度の弱い電磁界による影響，たとえば，高圧電線下の住民，発電所・変電所で働く人々への疫学的調査では明確な結論は出ていないので，現段階ではどのような影響が出るかは一概にはいえない．しかし，さまざまな動物実験による影響が報告されている．

7.1.6 身のまわりの電磁界

身近な電気製品などから発生する電磁界は以下のような制限値が設けられている．

(1) 送電線のつくる電界：国内，地上では $3,000$ [V/m] 以下
(2) 電気毛布がつくる電界：30 cm 離れて $250 \sim 3,000$ [V/m]
(3) 他の家庭電気器具の電界：数 10 [V/m] 以下
(4) 携帯電話の SAR：0.6 [W] 以下（局所 SAR：1.3 [W/kg] に相当）
(5) 変電設備等における磁束密度：0.2 [mT] 以下

7.2 医用機器の安全対策

7.2.1 医用電気機器の安全性

電気配線は本来絶縁されているが，老朽化等により漏電を起こすことがある．漏電により人間が触ることにより感電する．これを含め人体の体表に着けた電極，患者の手などを介して受ける電撃を**マクロショック**（macroshock）

表7.1 マクロショックによる人体反応の電流値

人体反応	電流値
最小感知電流	1 [mA]
最大許容電流	5 [mA]
離脱（自力で離脱できる）電流	10～20 [mA]
痛み，気絶，激しい疲労となる電流	50 [mA]
心室細動が起こる電流	100 [mA]
火傷（やけど）電流	5 [A] 以上

という．マクロショックによる許容電流は 100 [μA] である．マクロショックによる人体反応は流れる電流の大きさによって決まる．それらを表7.1にまとめる．

一方，体外からでなく ICU（集中治療室：Intensive Care Unit），CCU（冠状動脈疾患管理室：Coronary Care Unit），手術室などで心臓カテーテルの電極などを経由して体内から心臓に直接電流が流れて心臓が感電することを**ミクロショック**（microshock）という．ミクロショックの電撃により心室細動が起こす電流は数十～数百 [μA] 程度であり，10 [μA] がミクロショックの許容電流である．

7.2.2 接地の概念

工学技術の導入により検査・治療で医療機器が使用されている．医療機器は直接患者と接触する機会が多く，電気的な安全対策はきわめて重要である．そこで，医療機器相互および患者との間の電位差を 10 [mV] 以下に保つために考えられたのが **EPR システム**（等電位化接地システム：Equipotential Patient Reference System）である（図 7.1）．これは，人間の体表抵抗は約 1 [kΩ] なので機器間のアース電位差が 10 [mV] 以下にすれば，ミクロショックによる電撃を 10 [μA] 以下に抑制できることに基づいている．EPR システムでは医療機器を含むすべて電気製品は接地（端子）センタを通じて大地へ接地する．EPR システムの接地（アース）方法に関しては以下のような要請がある．

- 患者が複数の医用機器，テレビ，ベッドなどの金属を触れる可能性のある環境では，それら機器のアース電圧を同じにすると電撃事故を防止できる．

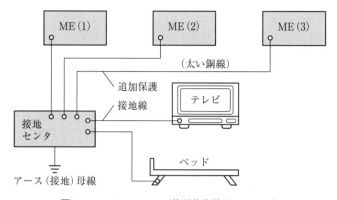

図 7.1 EPR システム（等電位化接地システム）

- 同じ接地端子センタに全機器やベッドのアースをつなぐ．
- アース線は $0.1\,[\Omega/\mathrm{m}]$ 以下の太い銅線を使用する．
- アース端子がある場合：端子は建物の鉄筋または地下に埋め込んだ金属棒と接続する．
- アース端子がない場合：鉄パイプを使用した水道管，蛇口の金属部を利用する．（ガス管は引火の危険があるので不可）

演習問題

7.1 電磁気による人体への影響で正しいのはどれか．
　　1. 低周波電磁波の急性影響には白内障がある．
　　2. 高周波電磁波の急性影響には神経刺激がある．
　　3. 電磁界によって人体内部に発生する電流は誘導電流である．
　　4. 電磁界によって単位質量当たりに吸収された電力は比吸収率である．
　　5. 接地された人体と非接地導体との接触点を介して流れる電流は接地電流である．

7.2 生体の電気的特性で正しいのはどれか．
　　1. 生体は強磁性体である．
　　2. 細胞膜は導電体である．

3. 生体の透磁率は 4π H/m である．
4. 細胞内液と細胞外液は絶縁体である．
5. 高周波電流は細胞内部を通過しやすい．

7.3 人体に電流を1秒通電したとき，マクロショックの電流値で正しいのはどれか．
1. $10\,\mu$A 以下の電流は安全である．
2. 5 mA の電流は最小感知電流である．
3. 30 mA の電流は離脱できる電流である．
4. 50 mA の電流は最大許容電流である．
5. 6 A 以上の電流は火傷を生じる

演習問題解答

【第1章】

1.1　3　　1.2　3　　1.3　2　　1.4　3,5　　1.5　3　　1.6　5　　1.7　4
1.8　3　　1.9　1　　1.10　2,4　　1.11　5

【第2章】

2.1　5　　2.2　1　　2.3　2　　2.4　2　　2.5　3　　2.6　5　　2.7　3
2.8　4

【第3章】

3.1　5　　3.2　3　　3.3　5　　3.4　4　　3.5　3　　3.6　1　　3.7　2
3.8　5　　3.9　1　　3.10　3,4　　3.11　1　　3.12　1　　3.13　4

【第4章】

4.1　4　　4.2　1,4　　4.3　5　　4.4　3　　4.5　5　　4.6　2　　4.7　1
4.8　5　　4.9　1　　4.10　2,3

【第5章】

5.1　5　　5.2　2　　5.3　5　　5.4　3　　5.5　3　　5.6　2　　5.7　1
5.8　3　　5.9　4　　5.10　5　　5.11　2　　5.12　4

【第6章】

6.1　4　　6.2　5　　6.3　4

【第7章】

7.1　3,4　　7.2　5　　7.3　1,5

索　引

〈ア　行〉

アクセプタ･････････････････････････ *92*
アクセプタ準位･･･････････････････ *92*
アドミタンス･････････････････････ *71*
アナログ信号･････････････････････ *150*
安全対策･･････････････････････････ *181*
アンペア［A］･･･････････････････ *12*
アンペールの法則････････････････ *30*
位相が遅れる･････････････････････ *59*
位相が進む･･･････････････････････ *59*
位相差････････････････････････････ *59*
位相特性･･････････････････････････ *132*
1 次巻線･･････････････････････････ *169*
移動度････････････････････････････ *98*
医用機器･･････････････････････････ *181*
陰　極････････････････････････････ *162*
インピーダンス･･････････････････ *66*
ウェーバー［Wb］･･････････････ *22*
うず電流･･････････････････････････ *169*
うず電流損･･･････････････････････ *176*
エサキダイオード････････････････ *101*
エネルギー帯･････････････････････ *88*
エネルギーバンド構造････････････ *88*
エミッタ･･････････････････････････ *108*
エリアシング現象････････････････ *151*
遠隔作用･･････････････････････････ *4*

演算増幅回路･････････････････････ *140*
演算増幅器････････････････････････ *139*
円電流････････････････････････････ *28*
エンハンスメント形･････････････ *115*
応答特性･･････････････････････････ *79*
オペレーショナルアンプ･････････ *139*
オームの法則･････････････････････ *43*
音　圧････････････････････････････ *132*
温度係数･･････････････････････････ *40*
温度制限電流･････････････････････ *163*
音　量････････････････････････････ *132*

〈カ　行〉

回路方程式････････････････････････ *75*
ガウスの法則･････････････････････ *8*
拡散電流･･････････････････････････ *93*
角周波数･･････････････････････････ *59*
加算回路･･････････････････････････ *145*
価電子帯･･････････････････････････ *88*
荷電粒子･･････････････････････････ *13,25*
過渡期････････････････････････････ *75*
過渡現象･･････････････････････････ *75,81*
過渡電流･･････････････････････････ *75*
可変容量ダイオード･････････････ *100*
カロリー［cal］･････････････････ *54*
ガンダイオード･･････････････････ *125*
規約効率･･････････････････････････ *171*
逆起電力･･････････････････････････ *175*

キャリア······································ 87
強磁性体···································· 24
共振回路···································· 72
共振曲線···································· 72
共振周波数································· 72
共振電流···································· 72
極　性······································· 115
許容帯······································· 88
キルヒホッフの法則······················ 49
禁止帯······································· 88
近接作用······································ 4

空間電荷··································· 163
クランプ回路····························· 105
クーロン[C]································ 1
クーロンの法則························ 3,22
クーロン力···································· 3

ケイ素鋼板······························· 170
結晶構造···································· 90
ゲート······································ 113
減算回路··································· 146

コイル·························· 33,64,129
高域遮断フィルタ······················· 136
高調波····································· 173
降伏現象···································· 98
降伏電圧···································· 97
効　率······································ 177
交流電圧・電流··························· 57
交流電力···································· 59
交流波形···································· 57
コレクタ··································· 108
コンダクタンス·························· 43,71
コンデンサ······························ 15,129

〈サ　行〉

サイクロトロン運動······················ 25
再結合······································· 94
最大効率··································· 178
最大値······································· 58
サイラトロン······························ 117
サイリスタ································ 117
サセプタンス······························· 71
雑　音····································· 133
差動増幅回路···························· 140
差動増幅器······························· 146
サーミスタ································ 124
3/2乗の法則····························· 163

磁　荷······································· 21
磁　化······································· 24
磁　界·························· 23,27,179
磁化率······································· 24
磁気共鳴断層撮影······················· 29
磁気双極子································· 21
磁気分極···································· 24
磁気飽和現象···························· 173
磁気モーメント···························· 21
磁　極······································· 21
磁気量······································· 21
自己インダクタンス······················ 33
仕事関数··································· 162
仕事量······································· 53
自己誘導···································· 33
磁　性······································· 21
磁　束······································· 25
磁束線······································· 25
磁束密度···································· 24
実効値······································· 58
時定数······································· 76

磁場強度	*123*
ジーメンス[S]	*43*
周期	*57*
自由キャリア	*89*
集積回路	*103*
充電	*15*
自由電子	*14*
周波数	*57*
周波数帯域幅	*73*
周波数特性	*132,134*
充満帯	*88*
主磁束	*173*
出力インピーダンス	*130*
受動素子	*61*
ジュール[J]	*53*
ジュールの法則	*54*
瞬時値	*58*
瞬時電力	*59*
常磁性体	*24*
消費電力	*53,60*
障壁電圧	*96*
障壁電位	*96*
初期位相	*59*
ショットキーダイオード	*98*
シリコン制御整流素子	*117*
磁力線	*23*
真空の透磁率	*22*
真空の誘電率	*8*
神経刺激	*179*
信号対雑音比	*133*
心室細動	*180*
真性半導体	*90*
スルーレート	*141*
正弦波交流電圧	*58*
正弦波交流電流	*58*

成層鉄心	*170*
生体	*179*
静電エネルギー	*9,21*
静電気	*1*
静電誘導	*14*
静電容量	*15*
整流器	*158*
整流作用	*94*
整流素子	*94*
積分回路	*81,147*
絶縁ゲートバイポーラトランジスタ	*116*
絶縁体	*14,87*
接合形FET	*113*
接地	*182*
ゼーベック効果	*125*
尖鋭度	*73*
線形素子	*61*
全身SAR	*180*
選択度	*74*
全波整流	*159*
相互インダクタンス	*35*
相互誘導	*35*
ソース	*113*
増幅回路	*129*
増幅器	*129*
増幅作用	*108*
増幅度	*129*
ソレノイド	*29*
損失	*176*

〈タ 行〉

ダイオード	*96*
耐電圧	*19*
帯電体	*1*
ダイナミックレンジ	*134*

190 索引

多数キャリア……………………… 92
直線電流…………………………… 27
直並列接続………………………… 46
直流回路…………………………… 42
直列回路…………………………… 65
直列共振………………………… 67,71
直列接続………………………… 17,44
ツェナー降伏……………………… 98
ツェナーダイオード……………… 98
低域遮断フィルタ……………… 134
低域通過フィルタ……………… 152
定　格…………………………… 175
定格1次電圧…………………… 175
定格2次電圧…………………… 175
定格1次電流…………………… 175
定格2次電流…………………… 175
定格出力………………………… 175
定格容量………………………… 175
定格力率………………………… 175
抵　抗………………………… 39,43,129
抵抗率…………………………… 39
定電圧ダイオード……………… 98
低レベル電磁界………………… 181
デジタル信号…………………… 150
デシベル[dB]…………………… 130
テスラ[T]………………………… 25
鉄　損…………………………… 176
デプレッション形……………… 115
電　圧……………………………… 9
電圧降下………………………… 42
電圧増幅度……………………… 131
電圧-電流特性…………………… 95
電圧フォロア回路……………… 143
電圧変動率……………………… 175

電　位……………………………… 9
電位差……………………………… 9
電　荷………………………… 1,11
電　界……………………………… 4
電界効果トランジスタ……… 107,112
電界の重ね合わせ………………… 5
電気素量…………………………… 1
電気力線…………………………… 5
電気量……………………………… 1
電気量保存の法則………………… 2
電　子……………………………… 1
電子回路………………………… 129
電磁気……………………………… 1
電磁気現象……………………… 179
電子なだれ降伏………………… 98
電磁波…………………………… 179
電磁誘導………………………… 31
電磁力…………………………… 31
電束密度………………………… 17
電　池…………………………… 50
電池の直列接続………………… 51
電池の並列接続………………… 51
点電荷………………………… 3,11
伝導帯…………………………… 88
電　流…………………………… 11
電流増幅率……………………… 110
電流の分流……………………… 45
電　力…………………………… 53
電力量…………………………… 53

透磁率…………………………… 24
同　相…………………………… 59
銅　損…………………………… 170
導　体………………………… 14,39,87
同　調…………………………… 73
等電位面………………………… 11

導電率……………………………… 40
トライアック……………………… 119
トランジスタ……………………… 107
ドリフト電流……………………… 93
ドレイン…………………………… 113
トンネル効果……………………… 98
トンネルダイオード……………… 101

〈ナ 行〉

ナイキスト周波数………………… 151
内部抵抗…………………………… 50
二極真空管………………………… 162
2次巻線…………………………… 169
入力インピーダンス……………… 130
熱的作用…………………………… 181
熱電子……………………………… 162
熱電子放出………………………… 162
熱電対……………………………… 125
熱 量……………………………… 53
能動素子…………………………… 61

〈ハ 行〉

場…………………………………… 4
ファラッド[F]…………………… 16
バイポーラトランジスタ………… 107
波形整形回路……………………… 103
波形率……………………………… 58
波高率……………………………… 58
発光ダイオード……………… 120,126
発生熱量…………………………… 54
パービアンス……………………… 163
バラクタダイオード……………… 100
バリスタ…………………………… 102
バール[val]……………………… 61

索　引　191

パルスオキシメータ……………… 126
反磁性体…………………………… 24
反転増幅器………………………… 142
半導体……………………………… 87
半導体センサ……………………… 120
半導体ダイオード………………… 94
半波整流…………………………… 158
半波整流回路……………………… 158
ピエゾ効果………………………… 124
光素子……………………………… 120
比吸収率…………………………… 180
ピーククリップ回路……………… 103
ヒステリシス現象………………… 173
ヒステリシス損…………………… 176
ひずみ波…………………………… 173
非線形素子………………………… 61
皮相電力…………………………… 61
非熱的作用………………………… 181
非反転増幅器……………………… 143
微分回路……………………… 80,149
微分方程式………………………… 76
比誘電率…………………………… 8
標本化……………………………… 151
標本化定理………………………… 151
漂遊負荷損………………………… 177
ファラデーの電磁誘導の法則…… 33
フィルタ回路……………………… 134
フェルミ準位……………………… 89
フェルミ・ディラック分布……… 92
フォトダイオード………………… 121
フォトトランジスタ……………… 122
フォトレジスタ…………………… 122
負荷損……………………………… 176
負帰還増幅回路…………………… 139
複素アドミッタンス……………… 69

複素インピーダンス……………… 69
複素記号法………………………… 67
複素数……………………………… 67
複素平面…………………………… 67
複素ベクトル……………………… 67
不純物半導体……………………… 90
ブリッジの平衡条件……………… 48

平均値……………………………… 58
平行平板コンデンサ……………… 16
並列共振…………………………… 74
並列接続………………………… 18, 44
ベース……………………………… 108
ベースクリップ回路……………… 105
ペルチェ効果……………………… 125
ヘルツ[Hz]………………………… 57
変圧器……………………………… 169
ヘンリー[H]……………………… 33

ボーアの原子模型………………… 2
ホイートストンブリッジ………… 48
放　　電……………………… 15, 77
飽和電流…………………………… 162
ホール素子………………………… 123
ボルツマン定数…………………… 89
ボルト[V]………………………… 9

〈マ 行〉

巻数比……………………………… 171
巻線抵抗…………………………… 174

右ねじの法則……………………… 172

無効電力…………………………… 61
無効率……………………………… 61
無負荷損…………………………… 176

漏れ磁束…………………………… 173
漏れリアクタンス………………… 174

〈ヤ 行〉

有効電力…………………………… 60
誘電分極…………………………… 15
誘電率……………………………… 8
誘導起電力………………………… 31
誘導電流…………………………… 31
誘導リアクタンス………………… 64

陽　　極…………………………… 162
容量リアクタンス………………… 63

〈ラ 行〉

リアクタンス……………………… 66
力　　率…………………………… 61
力率角……………………………… 61
理想変圧器………………………… 170
利　　得…………………………… 129
リミット回路……………………… 105
量子化……………………………… 152
量子化誤差………………………… 152

励磁電流…………………………… 170
レンツの法則……………………… 33

ローレンツ力……………………… 31
論理回路…………………………… 103

〈ワ 行〉

ワット[W]………………………… 53

〈英 名〉

AD変換…………………………… 150
AD変換器………………………… 152
AND回路………………………… 103
As…………………………………… 91
CCD………………………………… 112

CR 高域通過フィルタ	134	MRI	29
CR 帯域通過フィルタ	138	n 形半導体	90
CR 低域通過フィルタ	136	NAND 回路	103
CR フィルタ回路	134	NOR 回路	103
DA 変換	151	NOT 回路	103
DA 変換器	155	OR 回路	103
EPR システム	182	p 形半導体	92
FET	112	pn 接合	94
FPD	112	pn 接合ダイオード	95
GB 積	133	RC 直列回路	77
Ge	87	RL 回路	81
IGBT	116	RLC 直列回路	65
LED	126	SAR	180
LR フィルタ	138	Se	87
MOS 形	112	Si	87
MOS 形 FET	114	TFT	112

〈著者紹介〉（執筆順）

富永　孝宏（とみなが　たかひろ）
　1986　年　大阪大学大学院基礎工学研究科数理系専攻後期博士課程修了
　専門分野　放射線物理，医学物理，宇宙線物理
　現　　在　広島国際大学教授，工学博士

坂本　重己（さかもと　しげみ）
　2008　年　日本大学大学院総合社会情報研究科博士前期課程修了
　専門分野　医用工学，医療安全工学
　　　元　　群馬パース大学教授，修士（工学）

岩元　新一郎（いわもと　しんいちろう）
　2008　年　大阪府立大学大学院工学研究科電気・情報系専攻博士後期課程修了
　専門分野　放射線物理学，放射線工学
　現　　在　広島国際大学教授，博士（工学）

大松　将彦（おおまつ　まさひこ）
　2007　年　北里大学大学院医療系研究科博士課程修了
　専門分野　医用工学，医用画像情報学
　　　元　　帝京大学医療技術学部准教授，修士（工学），博士（医学）

青山　良介（あおやま　りょうすけ）
　1997　年　久留米工業大学大学院工学研究科博士前期課程修了
　専門分野　電気工学，電子工学，情報システム工学
　現　　在　日本文理大学医療専門学校診療放射線学科教諭，修士（工学）

林　茂樹（はやし　しげき）
　1982　年　京都大学大学院工学研究科博士課程修了
　専門分野　電子・イオン・X線を用いた表面分析，医療用 X 線管用電子源開発
　現　　在　京都医療科学大学名誉教授，京大桂ベンチャープラザインキュベーションマ
　　　　　　ネージャー，工学博士

診療放射線基礎テキストシリーズ ①
医用工学

2019 年 3 月 10 日　初版 1 刷発行
2024 年 2 月 20 日　初版 6 刷発行

検印廃止

著　者　富永　孝宏・坂本　重己・岩元　新一郎
　　　　大松　将彦・青山　良介・林　茂樹　　　Ⓒ 2019

発行者　南條　光章

発行所　共立出版株式会社

〒112-0006　東京都文京区小日向 4 丁目 6 番 19 号
電話　03-3947-2511
振替　00110-2-57035
www.kyoritsu-pub.co.jp

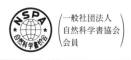

一般社団法人
自然科学書協会
会員

印刷・製本：真興社
NDC 492.4／Printed in Japan

ISBN 978-4-320-06187-3

|JCOPY| ＜出版者著作権管理機構委託出版物＞
本書の無断複製は著作権法上での例外を除き禁じられています．複製される場合は，そのつど事前に，出版者著作権管理機構（ＴＥＬ：03-5244-5088，ＦＡＸ：03-5244-5089，e-mail：info@jcopy.or.jp）の許諾を得てください．

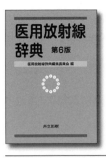

医用放射線辞典 第6版

医用放射線辞典編集委員会編

● 画像診断の新時代に対応！

診療放射線技師を目指す読者を対象に，基礎から臨床まで国家試験ガイドラインに準拠して編集した用語辞典。医学，放射化学，医用工学，画像検査，画像工学，画像情報，放射線計測，核医学治療等の各分野のキーワードを出題基準に準拠して収録。第6版では，CT，MR，医学治療関連を中心に全面的に見直し改訂。

【B6判・912頁・定価10,780円（税込）ISBN978-4-320-06197-2】

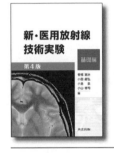

新・医用放射線技術実験
基礎編 第4版

安部真治・小田敍弘・小倉 泉・小山修司編

● 診療放射線技師養成の実験テキスト

大綱化された指定規則および国家試験出題基準に沿って編集した診療放射線技師養成の実験テキスト。第4版では，化学・生物，医用工学，計測・管理，画像情報の全般を見直し改訂した。

【B5判・494頁・定価9,900円（税込）ISBN978-4-320-06195-8】

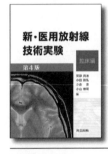

新・医用放射線技術実験
臨床編 第4版

安部真治・小田敍弘・小倉 泉・小山修司編

● 診療放射線技師養成の実験テキスト

指定規則および国家試験出題基準に沿って編集した，診療放射線技師養成の実験テキスト。第4版では，X線，CT，MRなど画像診断，治療技術の進展に対応して，全般を見直し改訂した。

【B5判・522頁・定価9,900円（税込）ISBN978-4-320-06196-5】

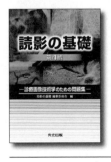

読影の基礎 第4版
―診療画像技術学のための問題集―

読影の基礎編集委員会編

● 技術的読影の基本を学習できる！

X線単純撮影，造影，CT，MR，RI，超音波画像を提示し，設問形式で技術的読影が学べるように構成した。第4版では，画像の一部を差し替え，正答肢の見直しを行った。

【A5判・516頁・定価4,730円（税込）ISBN978-4-320-06185-9】

（価格は変更される場合がございます） **共立出版**

www.kyoritsu-pub.co.jp
https://www.facebook.com/kyoritsu.pub